赵春杰 ◎ 编著

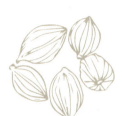

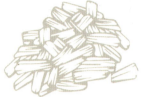

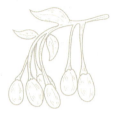

简单消百病

简单**药酒**
消百病

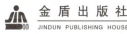

金盾出版社
JINDUN PUBLISHING HOUSE

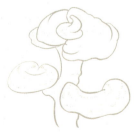

图书在版编目（CIP）数据

简单药酒消百病 / 赵春杰编著 . -- 北京：金盾出
版社，2025.2
（简单消百病）
ISBN 978-7-5186-1529-2

Ⅰ.①简… Ⅱ.①赵… Ⅲ.①药酒－验方 Ⅳ.
① R289.5

中国国家版本馆 CIP 数据核字 (2024) 第 030574 号

简单药酒消百病
JIANDAN YAOJIU XIAOBAIBING

赵春杰 编著

出版发行：金盾出版社	开　本：710mm×1000mm　1/16
地　　址：北京市丰台区晓月中路 29 号	印　张：14
邮政编码：100165	字　数：150 千字
电　话：（010）68276683	版　次：2025 年 2 月第 1 版
（010）68214039	印　次：2025 年 2 月第 1 次印刷
印刷装订：河北文盛印刷有限公司	印　数：1～5 000 册
经　　销：新华书店	定　价：66.00 元

前言

　　将酒和药物结合起来运用，是我国劳动人民的一大创举。中国的药酒文化源远流长，至今人们仍然热衷于饮用药酒来养生保健或防治疾病，这充分说明了中医药酒疗法独特而神奇的功效。

　　简单来说，药酒就是一种加入中药的酒。它"简""便""廉""验"，不但疗效好，而且有稳定性好、配制方便、便于储存等多种优势，内服、外用均宜，对急症、久病皆有效，特别是对一些顽疾难症的疗效更为显著，受到历代医家的重视和广大群众的欢迎，已成为中医学的重要组成部分。

　　古今药酒文献浩如烟海，我们择其精粹，汇编成册，以飨读者。

　　本书开篇介绍了药酒的历史及入门基础知识；从第二章起，详细介绍了补气养血、健脾和胃、养颜嫩肤、祛斑增白、乌须黑发、延年益寿、强筋健骨、安神健脑八类常用保健药酒名方；再细分为内科、外科、皮肤科、五官科、男科、妇科等临床各科，介绍了常见病的惯用药酒验方100余首。每首配方都介绍了功效、来源、主治、原料、制作、用法等，外用药酒还在用法中醒目标明，以防误服。方首以小图标形式提示了制作时间、使用剂量、使用方法，重要信息一目了然，以便读者按需查用。方末专设药材功效小档案，图文并茂，帮助读者快速精准而又轻松地识别、了解相关药材。

全书结构严谨，条理清晰，内容翔实，配方实用，用药精到，安全可靠，集知识性、实用性和可操作性为一体，养生疗病两相宜。爱好养生保健的读者可以跟着本书亲自动手泡制药酒，体验"简单药酒消百病"的乐趣。

　　美酒虽好，多饮伤身，切莫贪杯；喝了药酒，不要开车。书中若有疏漏之处，敬请广大读者与专家赐教，以便订正。

赵春杰

目录

第一章 药酒飘香

却病祛邪，生命不衰

第二章 常用保健药酒

滋补养生，益寿延年

第三章 内科疾患祛病药酒
小病小痛不用慌

第四章 外科疾患祛病药酒
对症调理，无病一身轻

第五章 皮肤科疾患祛病药酒
内调外养少烦恼

第六章 五官科疾患祛病药酒

耳聪目明，鼻喉畅爽

第七章 男科疾患祛病药酒

轻松搞定"男"言之隐

第八章 妇科疾患祛病药酒
月月轻松又舒心

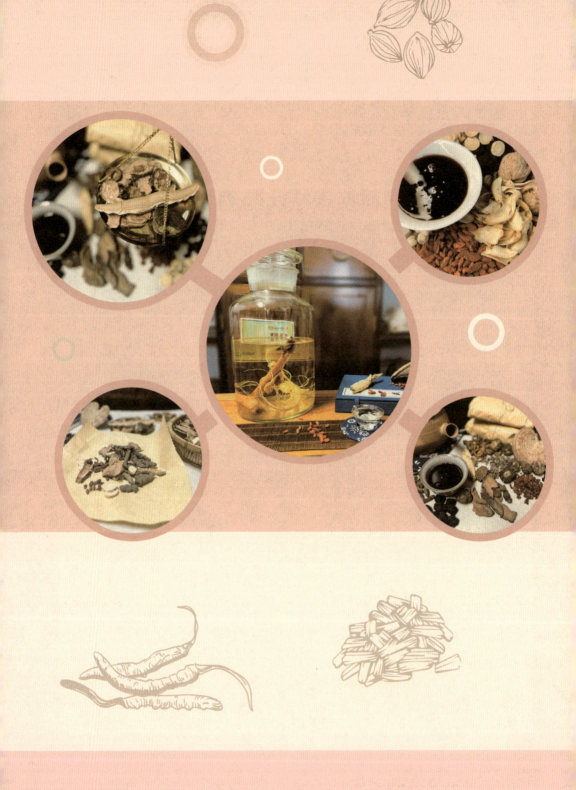

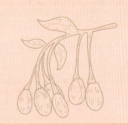

第一章

药酒飘香

却病祛邪，生命不衰

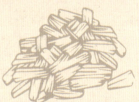
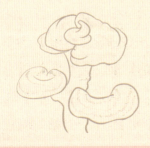

药酒历史源远流长

　　将酒和药物结合起来运用，是我国劳动人民的一大创举。在古代长期的医疗活动中，饮酒治病比较普遍。到后来，人们借助酒的溶媒性，将药物浸泡在酒中，发明了药酒。

　　早在殷商时期，我们的祖先就已经开始制作药酒。甲骨文中记载的"鬯其酒"（鬯是祭祀用的香酒），是目前所知最早见载于文献的药酒。

　　先秦时期，药酒已有了一定的发展。此时的医学代表作《黄帝内经》，对酒与防病治病的关系进行了专题论述。

　　到汉代，药酒逐渐成为中药剂型的重要组成部分，应用的针对性和作用效果得到进一步提高。《汉书·食货志》称酒为"百药之长"，长沙马王堆出土的《五十二病方》中，既有用酒炮制药物的记载，也有完整的药酒方资料。

　　至魏晋南北朝，北魏贾思勰的《齐民要术》对药酒的酿造方法，特别是对浸药专用酒的制作，从曲的选择到酿造步骤都做了较为详细的说明，还提出了用热浸制备药酒的新方法。

　　在隋唐时期，药酒得到极大的发展和广泛的应用。孙思邈的《备急千金要方》累计收录药酒方80多首，涉及养生、预防和各科疾病治疗等多个方面。其中，《备急千金要方·酒醴》对药酒进行了专篇论述，总结了药酒的种类、制备和应用。

　　宋元时期，药酒的种类和应用范围均有明显的扩展。此时，药酒的酿制和应用进入理论总结的阶段，工艺不断地进步发展。如《太平圣惠方·药酒序》专篇，记载了地黄酒、天冬酒、黄精酒等几十个完整的药酒方。在这一时期，出现了较多养身延年、美容保健的方剂。以药材制曲的方法也已开始盛行，《北山酒经》中就记载了13种药曲。有些药酒因口味醇厚风行一时，并成为宫廷御酒。

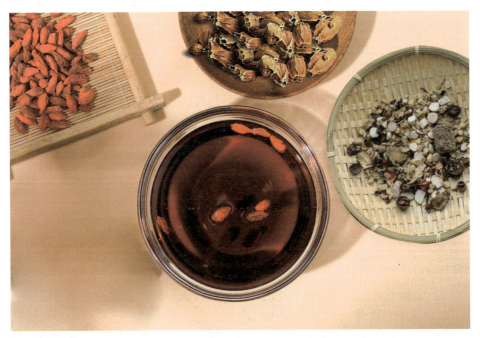

到明代，医学家整理、继承前人经验制出许多新的药酒，如《普济方》、方贤的《奇效良方》、李时珍的《本草纲目》等，收录了大量前人的传世经典之作和当代人的创新之举。仅《本草纲目》就记载了200多个药酒方，每种药酒的制作和服用方法都有详细阐述。

至清代，养生保健药酒极为盛行。宫廷补益药酒空前兴盛，如乾隆帝经常饮的"松龄太平春酒"可益寿。慈禧太后所用"夜合枝酒"可治中风挛缩之症。

民国时期，战乱不断，百业不兴，药酒也难逃厄运，进展不大。

新中国成立后，国家高度重视中医中药事业。药酒研制既继承了传统经验又采取了现代科学技术的方法，严格把控卫生与质量标准，使药酒的生产逐步走向标准化、工业化，质量也得到提高。

正确制作健康药酒

药、酒之合，是为药酒

药酒的制作，是配伍合适的中药，经过必要的加工，用适宜的米酒、白酒或黄酒为溶媒，使药物的有效成分溶解于酒中，经过一定时间后去除药渣而制成的澄明液体。有的药酒是在酿酒过程中加入适宜的中药酿制而成，既保留了酒的醇香风味，又有养生、保健和疗病的功能。每一种药酒的作用重点不同，药酒与其他中医剂型相比具有以下特点。

1. 配制简单。配制方法简单，不需要特殊的器具和条件，适合在家操作。

2. 加减灵活。可根据季节气候、地域环境、个体体质、病情进展等情况加减调整。

3. 应用广泛。适用于预防、治疗、康复、保健、美容等方面，可治疗200多种常见病。

4. 滋味可口。药酒口味平合，有的掺有糖或蜂蜜，甘甜爽口。好酒者喜之，不好酒者也能接受。

5. 吸收迅速。药力随着酒的吸收进入血液循环，周流全身，比汤剂的作用时间快 4～5 倍，比丸剂作用时间更快。

6. 药效较强。酒能引导诸药直达病所，使病灶的药力更加集中。

7. 便于服用。药酒中单位体积中的有效成分相对固定，按量服用，能有效掌握治疗剂量。

8. 便于储存。不易腐败变质，可经久存放。且不用每日煎药，省时省力。

正确选择配方

制作药酒要在中医师的指导下选择安全可靠的配方，弄清药性、剂量，切忌盲目配制。民间流传的一些单方、验方，要弄清楚药物性质和适用范围，以免不对症甚至中毒。

正确选用材料

想得到高质量的药酒，必须严格把控好每一个环节。从酒基挑选、药材准备到具体制作，都需要精准到位。

酒的选择

炮制药酒的头道步骤是选择酒基。药酒的酒精度根据选用的酒种不同有高有低，要灵活掌握。一般来说，酒的度数越高，浸出效果越好。滋补类药酒选原料酒时浓度可以适当低一点；治疗类药酒，如祛风湿类药酒的原料酒，浓度可以高一些。部分外用药酒，可选医用乙醇。

白酒：乙醇浓度较高，容易将药材中的有效成分析出，现多以白酒作为溶媒。好的白酒无色透明，不混浊无沉淀，气味芳香，口味甘醇。

黄酒：气味芳香，能散寒祛风、活血通络，是很重要的"药引子"。好的黄酒色黄褐而透明，气味浓郁醇厚，口感柔和爽口。泡制药酒，以浓度为 15% 的黄酒为宜。

米酒：是糯米或大米发酵后的产物，可行气、和血、醒神、祛风除湿、壮筋骨。乙醇浓度为 35% 的米酒是泡养生酒的好原料。

并非是药皆可入酒

《神农本草经》中指出，"药性有宜酒渍者，亦有不可入汤酒者，并随药性，不得违越"。有的药物有毒性，要慎用，如马钱子、水蛭、苍耳子等便不适合泡药酒。

即使是滋补类药酒也不能多少种药材一起随意浸泡，因为中草药是有配伍禁忌的，药性冲突会产生毒性。

要注意同名但不同种药材，或同一药材不同使用部位或不同加工炮制的功能差异。如牛膝有怀牛膝和川牛膝之分，怀牛膝产于河南，含有大量钾盐和皂苷，功能以补肝肾，强筋骨为主；川牛膝产于四川，不含皂苷成分，有活血化瘀、引血下行之效。地黄有生、熟之分，生地黄擅长清热凉血养阴，熟地黄偏于养血滋阴补肾；当归用须活血，用身补血。凡此种种，均应注意。

中药材的加工

药酒所选的药材，要适当加工处理。如要先洗净泥沙、拣去杂质、切片轧粉、装袋包扎等。有些药材在使用之前要炮制以减轻毒性，如附子、半夏等。《千金要方》中指出："凡合药酒，皆薄切药。"一般来说，浸泡药酒的中药应切成薄片、碎片或轧成粗末、小块，有的矿石类及介壳类药材需碾成细粉。

药酒的制作

我国已经有上千年制备药酒的历史，方法由简到繁，各有所长。综合历代医家之法，主要有冷浸法、热浸法、渗漉法、酿造法等。

冷浸法

冷浸法是将药材洗净、晾干、切碎，用纱布包裹或放入容器中，加15～30倍白酒（65度为佳）浸泡1个月。每日振荡或搅拌1～2次，7日后改为每周1次浸出效果更好。此法最为简单，适合药物含较多挥发性成分，有效成分易于浸出或药量不多的配方。

热浸法

热浸法是将处理好的药材与酒同煎一定时间，再放冷，贮存。热浸法适合药物量大、酒量有限、常温下药物有效成分不易浸出之方，操作时应注意防火。

渗漉法

渗漉法是将药材处理好后，用白酒将药材湿润膨胀，装入渗漉筒（一种特制的专用设备）而得到的药酒。此法需要一定设备，适合制作大量药酒。

酿造法

酿造法是将药材压榨取汁或煎成药汁再加糯米饭、酒曲常规发酵。此法所制药酒醇厚爽口，古代常用，近代民间也有应用，现一般家庭已少用。

药酒的储藏

选择合适的酒器

在配制药酒的准备工作阶段，除了购买药材外，还要选择合适的器皿。通常，配制药酒所需的酒器需满足以下三点要求。

1. 容量要足够大，浸泡药物时药液不会外溢。

2. 有盖。及时密封除防止水分过分蒸发外，还可减少乙醇及挥发性的中药蒸发。

3. 成分要稳定。避免泡制过程容器与中药的有效成分发生化学反应，影响疗效。

选择	材质	优点	缺点
√	陶瓷制品	防潮、防燥、避光、保气，不易与药物发生化学反应，外形古朴美观，颇具古典韵味	防渗透性比玻璃容器差
√	玻璃制品	经济实惠，选磨口、深色（便于密封、防止药物氧化）	吸热、透光，易造成药酒的有效成分不稳定影响储藏

说明：金属容器（铁、铜、锡类材质）在煎煮药物时易沉淀，会降低溶解度，器皿可能和药物、乙醇发生化学反应影响药性。除有特殊需求，一般不会选用。

药酒的储藏

药酒中含有乙醇，不易变质。但若储存、保管不当，也可能变质或被污染，轻则影响疗效，重则不能饮用。

储藏方法

容器先用开水煮沸消毒或用 75% 的乙醇消毒，再晾干、烤干。

药酒制作完成后应及时装入容器，盖好密封。存放在清洁、空气清新、温度变化不大的环境中。夏天最好放置在阴凉干燥且避光的地方。最佳存储温度为 10 ~ 25℃。

药酒须远离明火，远离有机溶剂（香蕉水、甲醛）、汽油、煤油、化妆品、沐浴露等气味浓烈、刺激性大的物品。

药酒制好后，要贴上标签。写明药酒的名称、药方组成、作用和配制时间、用法用量等内容，以免时间久了误用错饮。

储藏时间

药酒不是泡得越久越好。用低于 20 度的黄酒、糯米酒浸泡的药酒，保质期一般不超过 1 个月；用 50 度以上的白酒配制的药酒，保质期为 2 ~ 3 年。若发现酒质浑浊、酒味有异不可再服用。

药酒虽好，不能乱喝

服用药酒，须遵医嘱。药酒不论是用以治疗还是保健，都应与饮服者的自身情况相符合。药酒饮用得当，可以祛病延年；不按身体禀赋和实际需要随意服用，往往会造成"虚虚实实"之虞。所以，正确掌握药酒用法，了解药酒禁忌，方可事半功倍。

辨证而饮

药酒随药物的不同而具有不同的性能，进补者有补血、滋阴、温阳、益气的不同，治疗者有化痰、燥湿、理气、活血、消积的区别，因而不可一概用之。虚者宜补，血瘀者宜通，有寒者宜温，有热者宜清。

每一种药酒，都有它的适应范围，药酒虽好也不能见药酒就饮。即使是补性药酒也不宜多服，脾胃虚弱的人过服含人参的补酒，可造成胸腹胀闷、不思饮食；阴虚的人，过服含鹿茸的补酒则可引起发热、烦躁，甚至出现鼻衄（鼻出血）等症状。因此，要根据病情选用药酒，辨证而饮，合宜而用。

适量服用

用量适度

服用药酒要根据人的耐受力或根据病情，所用药物的性质和浓度而调整。不可多饮滥服，以免引起头晕、呕吐、心悸等不良反应。习惯饮酒的人，用量可按配方或遵医嘱。不习惯饮酒的人，可从小剂量开始服用药酒，逐步过渡到正常量。

病愈即止

药酒也是药，是药三分毒。用于治疗的药酒，应病愈即止；补性药酒，也要根据自身情况适量饮用，不可长期过量而饮。

服用温度

药酒温度要适宜。酒"热饮伤肺""冷饮伤脾"，药酒温饮能更好地发挥药性的温通补益作用，迅速发挥药效。

服用时间

时间段	具体时间	注意事项
饭前	10～60分钟	避免不同治疗作用的药酒交叉使用，防止影响疗效
饭后	15～30分钟	
睡前	10～30分钟	
晨起（起床后）	10～30分钟	

因时而异

自然界有一年四时的阴阳变化，春季阳气生，夏季阳气盛，秋季阳气始衰而阴气生，冬季阴气隆盛，故《黄帝内经》说："春夏养阳，秋冬养阴。"例如，初春阳气始发，辛甘之品可发散以助春阳，温服利于护阳。但大辛、大热之人参、鹿茸、附子之类，则非春季养生所宜。冬季用药要遵循"秋冬养阴""无扰乎阳"原则，因而人们都喜欢在冬季温补。古法虽如此说，现在只要辨证明确，参以四时，四季均可饮用药酒。

因人而异

选用药酒应根据自身体质决定，最好先与医生沟通，对症服用药酒。如滋补类保健药酒，一般用于气血亏虚、肝肾阴虚、脾气虚弱、神经衰弱的人群。阳热体质的人则慎服热性药酒，阴寒体质不适宜用凉性药酒。

药酒的饮用禁忌

"水能载舟，亦能覆舟。"药酒与健康的关系，正如这一古训。有节制地饮用药酒，注意饮用禁忌尤为重要。

1.对酒有禁忌者不能饮。如乙醇过敏者；患慢性肾炎、慢性肾功能不全、慢性结肠炎和肝炎、肝硬化、消化系统溃疡、浸润性或空洞型肺结核、癫痫、心脏功能不全、高血压等患者，即便是药酒也不宜饮用。

2.如有感冒、发热、呕吐、腹泻等病症，要选用适当的药酒，且不宜饮用滋补类药酒。

3.药物禁忌。服用某些西药时不宜饮用酒和药酒。①镇静类、精神药物，如氯丙嗪、奋乃静、地西泮、氯氮等；②抗过敏药，如苯海拉明、氯苯那敏等；③降压药、利尿药、强心药、解热镇痛药、激素类药；④甲硝唑、替硝唑、呋喃妥因、甲苯磺丁脲、头孢孟多等。

4.生理禁忌。经期、妊娠和哺乳期女性不适合饮用药酒。

5.年龄禁忌。儿童和少年大脑皮质功能尚不完善，身体器官处在生长发育期，容易受到乙醇的伤害，不宜饮用药酒。年老体弱者因新陈代谢功能相对缓慢，饮用药酒需适当减量。

6.饮食禁忌。服用药酒时，应注意忌食生冷、油腻、不易消化和刺激性食物。如服含人参的药酒后忌食茶叶，因为茶叶能解药性会影响疗效。

7.起居禁忌。饮用药酒后，肌肤腠理舒张，容易感受风邪，不可顶风受寒、针灸、拔火罐、艾灸、刮痧等。

8.外用药酒，不能内服。药酒内服或外用，不可混淆。如我国民间有端午节用雄黄酒灭五毒和饮雄黄酒的习俗。其实，雄黄酒只宜外用杀虫，不宜内服。

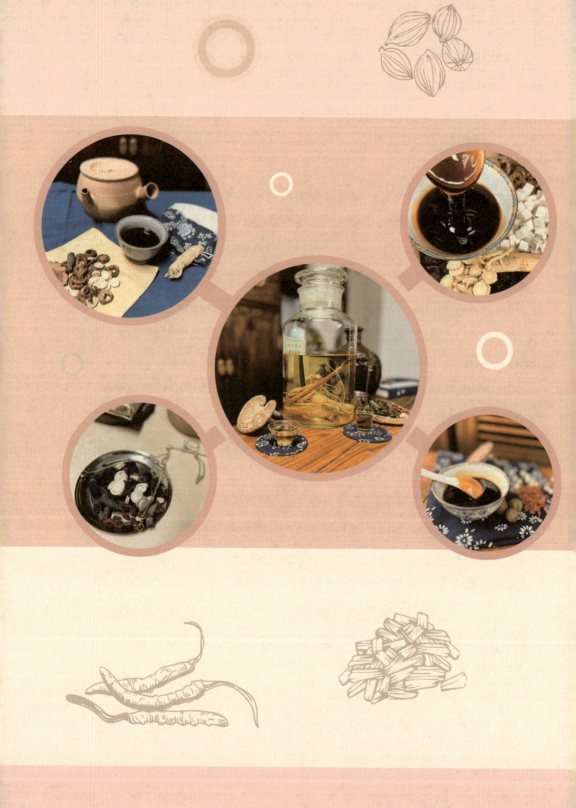

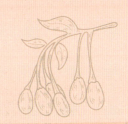
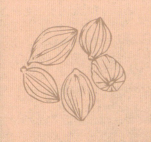

第二章

常用保健药酒
滋补养生，益寿延年

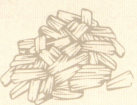
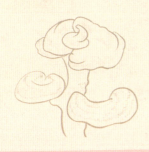

补气养血酒

《素问·调经论》中说："人之所有者，血与气耳。"气血不分家，气和血是相辅相成的。人体的生理活动、病理变化无不涉及气血。气血不足，则脏腑功能失调，进而百病滋生。健康出现问题，人也容易衰老。补养气血可以提升功能、增强体质、抗病延年。气血两虚者，症见面色苍白或萎黄、心悸怔忡、食欲缺乏、气短懒言、四肢倦怠、头晕目眩、舌淡苔白等。补气养血的药酒常用山药、大枣、黄芪、人参、西洋参、党参等药材。

人参酒

大补元气，安神益智

浸泡 15 日　每次 10 ~ 30 毫升　上午服用为佳

来　源	《本草纲目》
适应病症	虚劳，气短，四肢乏力，食欲缺乏，面色萎黄，自汗，喜暖畏冷等。
材　料	人参 30 克、白酒 1.2 升。
制作方法	白纱布缝袋，装入人参，缝口，入酒中浸泡 15 日；纱袋、白酒放进砂锅，文火煮至 500 ~ 700 毫升，装瓶，密封，存放。
用　法	口服。每日 1 次，每次 10 ~ 30 毫升，上午服用为佳。
禁　忌	实证及热证忌服，阴虚者慎服。忌食萝卜、莱菔子、生葱、大蒜、藜芦等。

人参
大补元气

六神酒

补肾健脾，填精益血

 浸泡7日
 每次10～20毫升
 早、晚空腹温饮

来　　源　《偏方大全》

适应病症　因精损气虚引起的腰膝软弱，遗精，面容憔悴，肌肤不泽，神倦食少，大便秘结等。

材　　料　生地黄、枸杞子各150克，麦冬、杏仁各80克，人参50克，茯苓60克，白酒1.5升。

制作方法　将人参、茯苓研成细末，过细箩后备用；将麦冬、杏仁、生地黄、枸杞子捣碎，置砂锅中，加水2.5升，煎取1升；将药液与白酒混匀，置瓷坛中煮至约2升，待冷，入净器中，加人参、茯苓细末，密封；浸泡7日，静置澄明，即可饮用。

用　　法　每日2次，每次10～20毫升，早、晚空腹温饮。

药材功效小档案

生地黄
清热润燥

麦冬
益胃生津

枸杞子
滋补肝肾

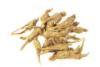
人参
补气养血

杏仁
润肺止咳，润肠通便

茯苓
健脾利湿

生脉益气酒

补气敛汗，养阴生津

浸泡 2 周许　　每次 10 ~ 20　　清晨饮用佳
　　　　　　　毫升

来　　源　《内外伤辨惑论》

适应病症　暑热伤气、汗出淋漓、身体乏倦，以及久嗽虚喘、痰少气短、口常渴、脉虚数。

材　　料　人参 18 克、麦冬 50 克、五味子 30 克、白酒 1.5 升。

制作方法　麦冬去心，3 味药物洗涤后，浸入白酒中，密封 2 周许，可开启饮用。

用　　法　每日 1 次，每次 10 ~ 20 毫升，清晨饮用佳。

药材功效小档案

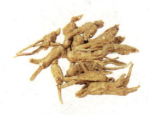

人参
补脾益肺

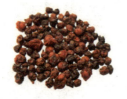

五味子
养心安神，益气生津

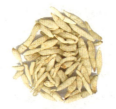

麦冬
益胃生津

玉灵酒

益气补血

 浸泡 3 周　 每次 10 ~ 30 毫升　 临睡前饮用

来　　源　《随息居饮食谱》

适应病症　老年体虚，心慌气短，失眠多梦，气短喘息，疲倦无力，自汗盗汗。

材　　料　龙眼肉 100 克、白糖 200 克、西洋参 50 克、白酒 1 升。

制作方法　将药洗净，连糖浸入酒中，密封，浸泡 3 周后，即可开启饮用。

用　　法　每日 1 次，每次 10 ~ 30 毫升，临睡前饮用。

药材功效小档案

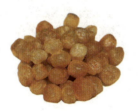

龙眼肉
益心脾，补气血

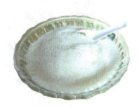

白糖
益胃生津

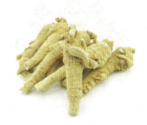

西洋参
清火生津

参楂酒

益气补血，清积降脂

浸泡 30 日　每次 10 ~ 30 毫升　临睡前服用

来　　源	《随息居饮食谱》
适应病症	气血不足，胃纳欠佳，肥胖，高脂血症。
材　　料	党参、山楂各 50 克，阿胶 40 克，白酒 1.5 升。
制作方法	将 3 味药切碎，入酒中，密封。30 日后启封，即可饮用。
用　　法	每日 1 次，每次 10 ~ 30 毫升，临睡前服用最佳。

药材功效小档案

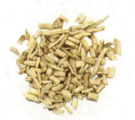

党参
补中益气

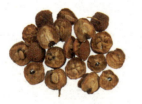

山楂
消食化积，行气散瘀

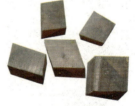

阿胶
滋阴润燥

术苓忍冬酒

健脾燥湿，清热平肝

 浸泡 7 日

 每次 20 ～ 40 毫升

 空腹温服

来　　源	《百病中医药酒疗法》
适应病症	脾虚湿盛，脘腹痞满，心悸，目眩，腰脚沉重等。
材　　料	白术、茯苓、菊花各 60 克，忍冬叶 40 克，白酒 1.5 升。
制作方法	将药共为粗末，入布袋，置容器中，加白酒，密封；浸泡7日后，开封，再添加冷开水1升，备用。
用　　法	口服。每次空腹温服 20 ～ 40 毫升，每日 2 次。

药材功效小档案

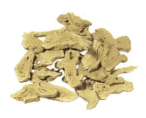

白术
健脾益气

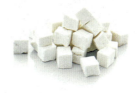

茯苓
健脾利湿

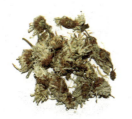

菊花
平肝明目，散风清热

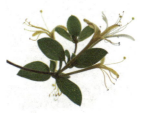

忍冬叶
清热解毒

人参地黄酒

气血双补，扶羸益智

浸泡 14 日　　每次 15 毫升　　每日 2 次

来　　源	《景岳全书》
适应病症	气血不足，面色不华，头晕目眩，神疲气短，心悸失眠，记忆力减退。
材　　料	人参 15 克、熟地黄 60 克、蜂蜜 100 克、白酒 1 升。
制作方法	药切薄片，置容器中，倒白酒浸泡，密封，14 日后开启；去药渣，再加蜂蜜，拌匀，静置，过滤，即得。
用　　法	口服。每次 15 毫升，每日 2 次。

药材功效小档案

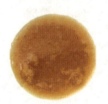

蜂蜜
润肠通便

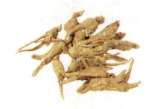

人参
补气养血

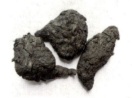

熟地黄
滋补阴血

地黄枸杞酒

滋阴养肝，凉血清热

浸泡 10 日

适量饮服

来　　源	《成方切用》
适应病症	男女精血不足，营卫不充。
材　　料	熟地黄 400 克、枸杞子 200 克、沉香 5 克，高度烧酒适量。
制作方法	将药用烧酒 10 倍浸之，不必煮，浸 10 日后，服完又用酒 3000 ～ 3500 毫升，浸半月再用。
用　　法	适量饮服。

药材功效小档案

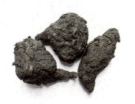

熟地黄
养血填精

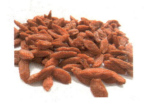

枸杞子
滋补肝肾

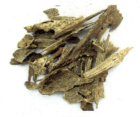

沉香
行气止痛，温中止呕

扶衰仙凤酒

补虚，健身，益寿

煮约 2 小时　　随意食之　　早、晚各 1 次

来　　源	《万病回春》
适应病症	劳伤虚损，瘦怯无力，中风湿痹，骨中疼痛，阳虚咳喘，肾虚耳聋，女性月经不调，赤白带下。
材　　料	雌鸡 1 只、大枣 200 克、生姜 20 克、白酒 2.5 升。
制作方法	将鸡宰杀清洗干净，切成小块，生姜切片，大枣去核；将鸡、姜、枣置于瓦坛内，将白酒全部倒入，用泥封固坛口；另用一大铁锅，倒入水，以能浸瓦坛一半为度。将药坛放入锅中，盖上锅盖；置火上，先用武火煮沸，后用文火煮约 2 小时，即取出药液，放凉水中拔出火毒，药酒即成。
用　　法	口服。每次用时，鸡、姜、枣和酒随意食之，早、晚各服 1 次。
禁　　忌	多食鸡肉能生热动风，凡有实邪，邪毒未清均不宜服食。

药材功效小档案

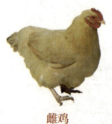

雌鸡
补益气血

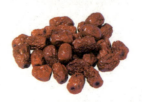

大枣
健脾补气

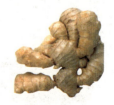

生姜
散寒解表

归圆仙酒

养血活血

浸泡 7 日　　口服不拘时

来　源	《成方切用》
适应病症	血虚诸症。
材　料	当归、龙眼肉各 50 克，白酒 300 毫升。
制作方法	将药置容器中，加入白酒，密封，浸泡 7 日，即可取用。
用　法	口服。不拘时。

药材功效小档案

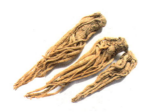

当归
养血柔肝

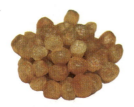

龙眼肉
补中益气、生津养血

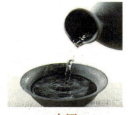

白酒
舒筋活血

胡芦巴酒

补肾温阳

浸泡 7 日　每次 10 ～ 20　早、晚各 1 次
毫升

来　　源	《太平圣惠方》
适应病症	腰腿疼痛，行走无力，阳痿等。
材　　料	胡芦巴、补骨脂各 60 克，小茴香 20 克，白酒 1 升。
制作方法	将药加工粉碎，用细纱布袋盛，扎紧口备用；将白酒倒入净瓶中，放入药袋，加盖密封，置阴凉处；每日摇动数下，经 7 日后开封，去掉药袋，静置澄明即成。
用　　法	每日早、晚各 1 次，每次空腹饮服 10 ～ 20 毫升。
禁　　忌	阴虚火旺者忌服。

药材功效小档案

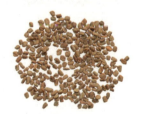

胡芦巴
散寒祛湿

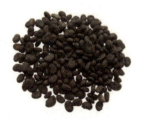

补骨脂
补肾强腰膝

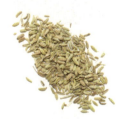

小茴香
益胃生津

乌鸡参归酒

补虚养身

每次 50 ~ 100 毫升　早、晚各 1 次

来　　源	《民间百病良方》
适应病症	虚劳体弱羸瘦，气短乏力，脾肺俱虚，精神倦怠等。
材　　料	嫩乌鸡 1 只，党参、当归各 60 克，白酒 1 升。
制作方法	将乌鸡褪毛，去肠杂等。将参归洗净，切碎，纳入鸡腔内，用白酒和水 1 升，煎煮至半，取出鸡，贮药酒备用。
用　　法	口服。每次服 50 ~ 100 毫升，兼食鸡肉，每日早、晚各服 1 次。

药材功效小档案

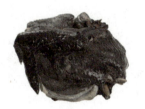

嫩乌鸡
养肝滋阴，补血养颜

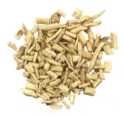

党参
补中益气

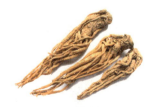

当归
养血柔肝

菊杞调元酒

温肾壮阳，养肝明目

 浸泡 7 日

 早、晚空腹温饮

来　　源	《药酒验方选》
适应病症	筋骨痛，下元虚冷。
材　　料	菊花、枸杞子、巴戟天、肉苁蓉各 90 克，酒 2 升。
制作方法	将药捣为粗末，用布袋盛，置器中，酒浸之。封口，经 7 日，再添冷开水 1.5 升。
用　　法	每日早、晚各 1 次，空腹温饮。

药材功效小档案

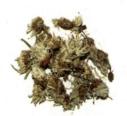

菊花
平肝明目，散风清热

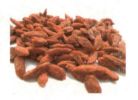

枸杞子
滋补肝肾

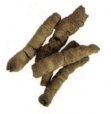

巴戟天
补肾助阳，祛风除湿

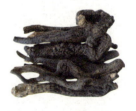

肉苁蓉
补肾阳，益精血

党参杞补酒

补气养血

浸泡 7 日　每次 15 毫升　每日 1 ～ 2 次

来　　源	《经验方》
适应病症	气血不足，腰膝酸软，四肢无力，或视物模糊，头晕目眩。
材　　料	人参 15 克，枸杞子、熟地黄各 50 克，白酒 1 升。
制作方法	将药碎成粗粉，纱布袋装，扎口，倒白酒；浸泡7日后取出药袋，压榨取液，与原药酒混合，静置、过滤后即可服用。
用　　法	口服。每次 15 毫升，每日 1 ～ 2 次。

药材功效小档案

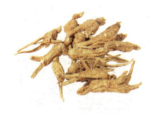

人参
补脾益肺

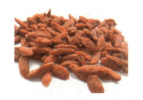

枸杞子
滋补肝肾

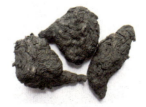

熟地黄
滋补阴血

地胡酒

养阴血，补肝肾

浸泡 15 日　每次 15 毫升　早、晚各 1 次

来　源　《食医心鉴》

适应病症　精血亏损、肝肾不足之腰膝软弱、筋脉拘挛、屈伸不利等。

材　料　熟地黄 250 克、胡麻仁 100 克、薏苡仁 30 克、白酒 1.5 升。

制作方法　将胡麻仁蒸熟捣烂，薏苡仁捣碎，熟地黄切碎，共入布袋，置容器中，加酒密封，放阴凉处；浸泡 15 日后，开封，去掉药袋，沥干，再用细纱布过滤一遍，贮瓶备用。

用　法　口服，每次 15 毫升，每日早、晚各 1 次。

药材功效小档案

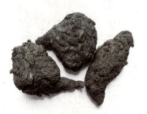

熟地黄
养血填精

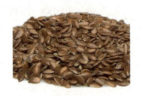

胡麻仁
润肠通便

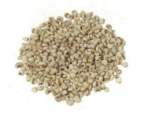

薏苡仁
健脾利湿

人参姜蜜酒

大补元气

浸泡 3 周

适量饮服

来　　源　《浙江中医杂志》

适应病症　元气亏虚。

材　　料　人参、生姜各 80 克，蜂蜜 100 克，米酒 1.8 升。

制作方法　将整支人参和生姜片浸入酒中，倒蜂蜜，密封；浸泡 3 周后即可饮用。2 个月后味减，原料不必取出可连续泡制。

用　　法　适量饮服。

药材功效小档案

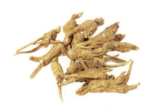

人参
补气养血

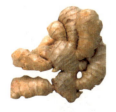

生姜
散寒解表

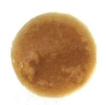

蜂蜜
润肠通便

参味强身酒

益气养血，强身健脑

浸泡 14 日　每次 15 ～ 20　每日 2 次
毫升

来　　源　《江西民间方》

适应病症　气血不足，面乏华色，头晕目眩，健忘不寐，心悸气短，自汗恶风。

材　　料　红参、五味子各 15 克，白芍、熟地黄各 30 克，川芎 20 克，白酒 1 升。

制作方法　将药粉碎成粗末，纱布袋装，扎口，倒白酒；浸泡 14 日后取出药袋，压榨取液，与药酒混合，静置、过滤后即可服用。

用　　法　口服。每次 15 ～ 20 毫升，每日 2 次。

禁　　忌　感冒期间停服。

药材功效小档案

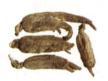

红参
大补元气，补脾益肺

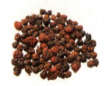

五味子
养阴固精，保肝护肝

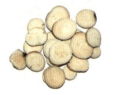

白芍
养血补血，养阴平肝

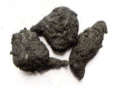

熟地黄
养血填精

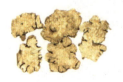

川芎
活血行气，祛风止痛

人参北芪酒

补气强身

每次 20 毫升　　每日 2 次

来　源	《辽宁省药品标准》
适应病症	气虚乏力，心悸气短，自汗健忘，纳少便溏，舌淡脉虚。
材　料	鲜人参 2 支、生晒参 9 克、黄芪 50 克、白酒 1 升。
制作方法	生晒参切片，浸于 5 倍量白酒中 15 日，过滤取液备用；黄芪加水煎煮 2 次，合并煎液，过滤后浓缩至 100 毫升；将人参浸渍液、黄芪浓缩液及适量白酒混匀，静置 7 日，取滤液；加白酒至 1 升，放入洗刷干净、芦体完整的鲜人参，密封，15 日后启封饮用。
用　法	口服。每日 2 次，每次 20 毫升。
禁　忌	阴虚火旺者慎用。

药材功效小档案

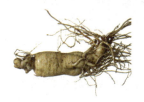

鲜人参
补脾益肺

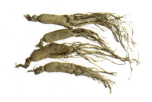

生晒参
益气生津

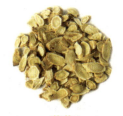

黄芪
温阳固卫

健脾和胃酒

　　脾与胃相表里，胃主受纳腐熟水谷，脾主运化水谷精微，主肌肉，能统血，开窍于口，其荣在唇。发生脾胃阴虚时，人会口干唇燥、齿燥津少、脘腹痞满，或见热痛、心中嘈杂、饥不欲食、干呕欲吐、反胃呃逆，治宜养阴扶脾、清热益胃。发生脾胃气虚时，人的形体消瘦、面色萎黄、气短懒言、倦怠乏力、肢软无力、不思饮食、食后胀满、唇淡不荣、大便溏泻、内脏下垂，治宜补中益气、健脾养胃。临床药酒中，常选用健脾胃的中药有党参、白术、黄芪、扁豆、怀山药等。

茯苓酒

健脾补虚，养心安神

浸泡 30 日　每次 15 ～ 30 毫升　每日 2 ～ 3 次

来　　源	《饮膳正要》
适应病症	脾虚倦怠，肌肉麻痹，身体衰弱，以及失眠、惊悸、健忘等。
材　　料	茯苓 50 克、白酒 500 毫升。
制作方法	将茯苓捣碎，纱布包好，放容器中，加白酒浸泡，密封 30 日后即可。
用　　法	口服。每日 2 ～ 3 次，每次 15 ～ 30 毫升。
禁　　忌	肾虚多尿、津伤口干者慎服。服酒期间，忌食米醋。

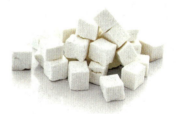

茯苓
健脾，利水渗湿

参枸杞酒

健脾益气，养肝益胃

 浸泡 7 日　 每次 10 毫升　 每日 3 次

来　源	《中国民间百病良方》
适应病症	脾胃气虚，面色萎黄，食欲缺乏，肢体倦怠，腰酸头晕。
材　料	党参、枸杞子各 25 克，米酒 500 毫升。
制作方法	党参拍裂、切片，枸杞子晾干，共置容器中，添加米酒；每日振摇 1 ～ 2 次，密封浸泡 7 日，去渣留液。
用　法	口服。每日 3 次，每次 10 毫升。
禁　忌	感冒发热者慎服。

药材功效小档案

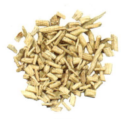

党参
补中益气

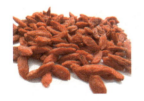

枸杞子
滋补肝肾

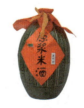

米酒
养阴润燥，生津止渴

益气健脾酒

补气健脾

浸泡 7 日　　每次 20 毫升　　每日 2 次

来　　源	《太平惠民和剂局方》
适应病症	脾胃气虚，短气无力，脘腹胀满，不思饮食。
材　　料	党参 60 克，白术（炒）、茯苓各 40 克，甘草（炙）20 克，白酒 1 升。
制作方法	将药碎成粗粉，纱布袋装，扎口，白酒浸泡；7 日后取出药袋，压榨取液，与药酒混合，静置，过滤，即得。
用　　法	温服。每次 20 毫升，每日 2 次。

药材功效小档案

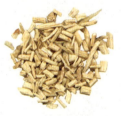

党参
补中益气

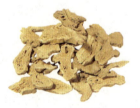

白术（炒）
健脾益气

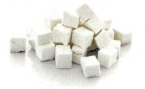

茯苓
健脾利湿

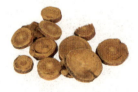

甘草（炙）
温阳补气

山楂草果陈皮酒

温中健脾，开胃消食

浸泡　　每次　　每日2次
7～10日　10毫升

来　　源　《民间验方》

适应病症　消化不良或胃脘闷胀、食欲缺乏等。

材　　料　山楂20克、陈皮15克、草果10克、白酒250毫升。

制作方法　将草果、山楂、陈皮切碎，装入纱布袋；将纱布袋入玻璃容器，加白酒浸泡密封，7～10日后即可。

用　　法　口服。每日2次，每次10毫升。

禁　　忌　体内有实热者不宜服用。

药材功效小档案

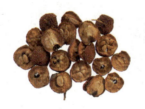

山楂
消食化积，行气散瘀

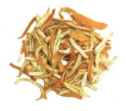

陈皮
燥湿化痰

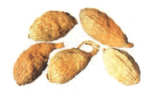

草果
燥湿除寒

枳术健脾酒

健脾，消痞，化滞

浸泡 7 日

每次 10 ~ 15 毫升

饭前空腹服

来　　源　《经验方》

适应病症　脾虚气滞，饮食停聚，心下痞闷，脘腹胀满，不思饮食。

材　　料　枳实（炒）20 克，白术 30 克，麦芽（炒）、谷芽（炒）各 15 克，白酒 500 毫升。

制作方法　将药碎成粗粉，纱布袋装，扎口，加白酒浸泡 7 日；取出药袋，压榨取液，与药酒混合，静置，过滤，即得。

用　　法　口服。每次 10 ~ 15 毫升，每日 2 ~ 3 次，饭前空腹服。

药材功效小档案

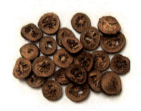

枳实（炒）
破气消积

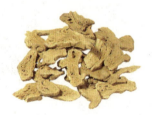

白术
健脾益气

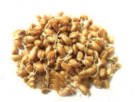

麦芽（炒）
行气健脾

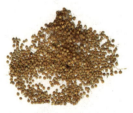

谷芽（炒）
健脾开胃

养颜嫩肤酒

　　肤色红润肌肤白皙是每个爱美之人的追求。肌肤的润燥、色泽与脏腑功能相关，全赖气血津液滋养。脏腑精气匮乏，或气血津液输送不足，则皮肤粗糙萎黄。尤其病后、产后，往往可使人之气血亏损、皮肤颜色萎黄无华、粗糙失嫩。养颜嫩肤首先要清洁皮肤，畅和情志，节制饮食，调适劳逸；其次要调理脏腑功能，或健脾，或补肾，或养肺，或益气养血，或滋阴填精，或祛痰化瘀，或利水除湿，务必使气血津液化源充足、输送顺畅。养颜嫩肤药酒适用于皮肤粗糙失嫩、萎黄无华等人群。

橘皮酒

清肺化痰

浸泡 7 ~ 10 日　　每次涂面 5 分钟　　每日 2 次

来　　源　《民间验方》

适应病症　肌肤粗糙，皱纹深多。

材　　料　橘皮 50 克、白酒 200 毫升。

制作方法　橘皮撕碎，置容器中，加白酒，每日振摇 1 ~ 2 次，密封浸泡 7 ~ 10 日，去渣留液。

用　　法　外用。每日 2 次，每次用本酒涂面，过 5 分钟再用清水洗净。

禁　　忌　气虚、阴虚燥咳者忌用，吐血者慎用。

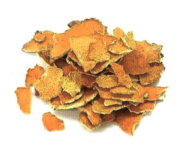

橘皮
行气健脾

参芪三白酒

健脾益气养血

浸泡 14 日　每次 10～15 毫升　每日 2 次温饮

来　源	《长寿补酒》
适应病症	气虚乏力，不思饮食，面黄肌瘦。
材　料	党参、黄芪各 30 克，山药、茯苓、白扁豆、白术、甘草各 20 克、大枣 15 枚，白酒 1.5 升。
制作方法	药粗碎，置容器中，加白酒，每日振摇 1～2 次，密封浸泡 14 日，去渣留液。
用　法	温饮。每日 2 次，每次 10～15 毫升。
禁　忌	外感发热者忌服。

药材功效小档案

党参
补中益气，生津养血

黄芪
益气固表，敛汗固脱

山药
健脾益气

茯苓
健脾利湿

白扁豆
健脾化湿

白术
健脾益气

甘草
补脾益气，润肺止咳

大枣
健脾补气

参术枣姜酒

健脾益气

 浸泡 5 ~ 7 日　 每次 15 ~ 25 毫升　 空腹温饮

来　源	《太平惠民和剂局方》
适应病症	脾胃虚弱，面色萎黄，四肢乏力，语言低微，食少便溏。
材　料	人参、甘草（炙）、大枣各 30 克，生姜 20 克，白术（炒）、茯苓各 40 克，黄酒 1 升。
制作方法	将药捣碎，置容器中，加黄酒，每日振摇 1 ~ 2 次，密封浸泡 5 ~ 7 日，去渣留液。
用　法	空腹温饮。每日 2 次，每次 15 ~ 25 毫升。
禁　忌	阴虚火旺者忌服。忌食萝卜、莱菔子、生葱、大蒜、藜芦等。

药材功效小档案

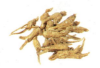

人参
补气养血

甘草（炙）
补脾益气，润肺止咳

大枣
健脾补气

生姜
散寒解表

白术（炒）
健脾益气

茯苓
健脾利湿

天真酒

生血益气，暖胃驻颜

每次 10 ~ 30
毫升

每日清晨饮酒、
服羊肉汤

来　　源　《增补万病回春》

适应病症　脾胃虚弱，腹胀便溏，饮食不香，胃纳无力，或失血过多，形槁肢羸，面色萎黄，肢软无力，失眠健忘。

材　　料　肉苁蓉、山药、黄芪各 50 克，当归 45 克，天冬 24 克，人参 15 克，白术 35 克，羊肉 500 克，白酒 1 升。

制作方法　天冬去心，与诸药洗净后研粗末，入纱布袋，扎口，浸酒中煎煮至酒一半时，过滤，装瓶。精细羊肉煮成浓汁，备用。

用　　法　每日清晨，饮酒 10 ~ 30 毫升，服羊肉汤约 50 毫升。

禁　　忌　忌食萝卜、莱菔子、生葱、大蒜、藜芦等。

药材功效小档案

肉苁蓉
补肾阳，益精血

山药
健脾补肺

黄芪
益气固表

当归
养血柔肝

天冬
养阴清热，润肺滋肾

人参
补气养血

白术
健脾益气

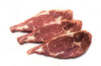

羊肉
温中健脾，补肾壮阳

黄精苍术酒

健脾祛湿，益气养血

浸泡 7 ~ 10 日　每次 10 ~ 20 毫升　每日 2 次

来　源	《太平圣惠方》
适应病症	头晕目眩，体倦乏力，饮食减少，面浮肢肿，须发早白，皮肤干燥，心烦难眠。
材　料	黄精、苍术各 200 克，天冬、地骨皮各 150 克，松叶 300 克，米酒 5 升。
制作方法	前 5 味粗碎，置容器中，加米酒，每日振摇 1 ~ 2 次，密封浸泡 7 ~ 10 日，去渣留液。
用　法	口服。每日 2 次，每次 10 ~ 20 毫升。
禁　忌	脾胃虚寒泄泻者忌服。

药材功效小档案

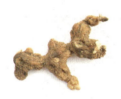

黄精
补肾益精，养肝明目

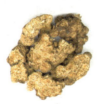

苍术
健脾燥湿

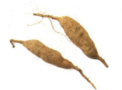

天冬
养阴清热，润肺滋肾

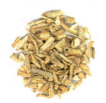

地骨皮
凉血除蒸，清肺降火

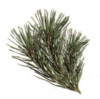

松叶
祛风活血

龙眼枸杞酒

补益肝肾，养血润燥

浸泡 30 日　每次 10 ~ 15 　每日 2 次
毫升

来　源	《种福堂公选良方》
适应病症	肝肾亏虚，精血不足，腰膝酸软，身体羸弱，皮肤粗糙、老化。
材　料	龙眼肉 250 克，枸杞子 120 克，当归、菊花各 30 克，白酒 3.5 升。
制作方法	将药粗碎，置容器中，加白酒，每日振摇 1 ~ 2 次，密封浸泡 30 日，去渣留液。
用　法	口服。每日 2 次，每次 10 ~ 15 毫升。
禁　忌	身体强壮、内热甚者忌服。

药材功效小档案

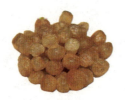

龙眼肉
补益心脾，养血安神

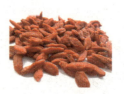

枸杞子
滋补肝肾

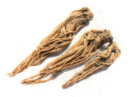

当归
养血柔肝

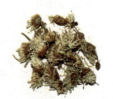

菊花
平肝明目，散风清热

三圣参术酒

大补元气，健脾和胃

浸泡 3 ~ 5 日　每次 10 毫升　每日 3 次

来　　源	《圣济总录》
适应病症	久病体虚，脾胃虚弱，面黄肌瘦，气短心悸，倦怠乏力，食欲缺乏。
材　　料	人参、山药、白术各 20 克，白酒 500 毫升。
制作方法	将药粗碎，置容器中，加白酒，文火煮久沸，候冷。每日振摇 1 ~ 2 次，密封浸泡 3 ~ 5 日，去渣留液。
用　　法	空腹温饮。每日 3 次，每次 10 毫升。
禁　　忌	阴虚火旺者忌服。忌食萝卜、莱菔子、生葱、大蒜、藜芦等。

药材功效小档案

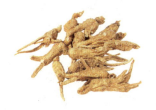

人参
补气养血

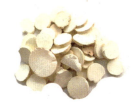

山药
健脾补肺

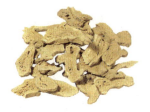

白术
健脾益气

葡萄酒

补脾肾，益气血，驻颜色

浸泡 5 日

随量温饮

来　源	《养生寿老集》
适应病症	气血不足、脾肾虚损所致的津液亏损，肌肤粗糙，容颜无华等。
材　料	葡萄干 100 克、细神曲适量、糯米 500 克。
制作方法	将葡萄干与细神曲研为细末，待用；糯米淘洗，按常法蒸熟成糯米饭，晾冷，与细神曲、葡萄干和清水置容器中，搅匀；密封，置于温暖处，5 日后，取清酒饮用。
用　法	不拘时，随量温饮。
禁　忌	糖尿病、肥胖之人不宜多饮。

药材功效小档案

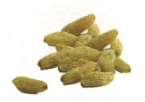

葡萄干
补肝肾，益气血

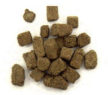

细神曲
健脾和胃

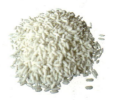

糯米
补脾暖胃，补中益气

祛斑增白酒

　　面部的色斑有一般色斑、黄褐斑和雀斑之分。中医认为，皮肤是机体的一部分，它与脏腑、经络、气血等有着密切的关系，只有脏腑功能正常，气血充盈、经脉通畅，肌肤才会自然光洁细腻，不会产生色斑。祛斑增白类药酒主要是通过活血化瘀、补益脾肾、祛风解毒来达到祛斑增白之功效，可选用玫瑰花、白芷、茯苓等药材。玫瑰花有行气解郁、疏肝和胃、活血止痛之功效。白芷解表散寒、祛风止痛、燥湿止带、消肿排脓，在护肤方面具有美白、生肌润泽的功效。茯苓可祛湿，能驻颜泽面、祛斑增白。川芎活血行气，祛风止痛，抗衰老、美白。

杏仁酒

润肤祛斑

每次拭面 5 分钟　　　每日 1 次

来　　源	《太平圣惠方》
适应病症	面色暗黑、粗糙，皮厚状丑，破伤风。
材　　料	杏仁、白酒各适量。
制作方法	杏仁置容器中，加白酒，浸至皮脱，捣烂，入布袋。
用　　法	外用。每日 1 次，晚上取药袋拭面，5 分钟后再用清水洗面。

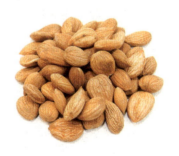

杏仁
祛斑美白

槟榔陈皮露

疏肝解郁，行气活血

浸泡14日

每次10~15毫升

每日2次

来　源	《民间验方》
适应病症	肝气郁结型黄褐斑。
材　料	槟榔20克，青皮、陈皮、玫瑰花各10克，砂仁5克，冰糖适量，白酒、黄酒各1.5升。
制作方法	前5味研末，置容器中，加白酒和黄酒，密封浸泡14日，每日振摇1~2次，去渣留液，入冰糖溶解。
用　法	口服。每日2次，每次10~15毫升。
禁　忌	孕妇忌服。

药材功效小档案

槟榔
驱虫，消积，下气，行水

青皮
疏肝破气，活血散结

陈皮
燥湿化痰

玫瑰花
理气解郁，活血散瘀

砂仁
化湿开胃，温脾止泻

冰糖
化痰止咳

槟榔桃花露

行气活血通络

浸泡 30 日　每次 20 毫升　每日 2 次

来　　源	《经典药酒保健方选粹》
适应病症	气滞血瘀，面色晦暗，黄褐斑。
材　　料	桃花 250 克、槟榔 30 克、白酒 500 毫升。
制作方法	将药粗碎，置容器中，加白酒。每日振摇 1 ～ 2 次，密封浸泡 30 日，去渣留液。
用　　法	口服。每日 2 次，每次 20 毫升。
禁　　忌	孕妇、乳母忌服。

药材功效小档案

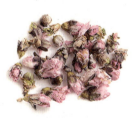

桃花
利水，活血，通便

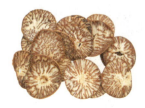

槟榔
驱虫消积，下气行水

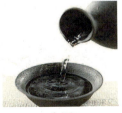

白酒
舒筋活血

47

简单药酒消百病

地黄驻颜酒

养血滋阴

浸泡 90 日　每次 20 ~ 30　每日 1 次
　　　　　　毫升

来　　源	《经典药酒保健方选粹》
适应病症	皮肤色素沉着，面部痤疮，发枯不荣。
材　　料	柚子 5 个，生地黄、白芍、当归各 40 克，蜂蜜 50 克，白酒 4 升。
制作方法	前 4 味粗碎，置容器中，加蜂蜜、白酒混匀。每日振摇 1 ~ 2 次，密封浸泡 90 日，去渣留液。
用　　法	口服。每日 1 次，每次 20 ~ 30 毫升。
禁　　忌	感冒发热者慎服。

药材功效小档案

柚子
清热解毒，止咳平喘

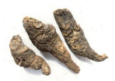

生地黄
清热凉血

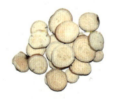

白芍
养血补血，养阴平肝

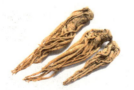

当归
养血柔肝

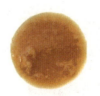

蜂蜜
润肠通便

48

龙桂三仙酒

健脾养心，益气养血

浸泡 30 日　　每次 20 毫升　　每日 2 次

来　　源　《寿世保元》

适应病症　黄褐斑，思虑过度，面色少华，精神萎靡，头痛健忘，记忆力减退；更年期失眠多梦，心悸怔忡。

材　　料　龙眼肉 250 克、桂花 60 克、白砂糖 120 克、白酒 2.5 升。

制作方法　将药粗碎置容器中，加白砂糖、白酒，每日振摇 1 ～ 2 次，密封浸泡 30 日，去渣留液。

用　　法　口服。每日 2 次，每次 20 毫升。

禁　　忌　牙龈肿痛、口渴尿黄及目赤咽痛者忌服，阴虚者少服。

药材功效小档案

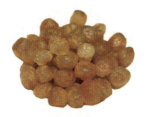

龙眼肉
补益心脾，养血安神

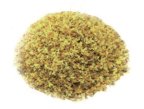

桂花
散寒破结

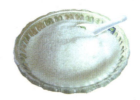

白砂糖
润肺生津

鸡子美容酒

养血润肤

浸泡 28 日

涂面 5 分钟

每日 2 次

来　源	《外台秘要》
适应病症	面色少华，容颜憔悴，黄褐斑。
材　料	鸡子（鸡蛋）3 枚、白酒 500 毫升。
制作方法	鸡蛋敲破置容器中，加白酒，每日振摇 1 ～ 2 次，密封，浸泡 28 日。
用　法	外用。每日 2 次，用酒涂面，过 5 分钟清水洗净。

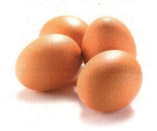

鸡蛋
淡化皱纹

制白附子酒

祛风解毒散结

每次涂面 5 分钟

每日 2 次

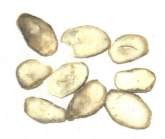
外用

来　源	《民间验方》
适应病症	黄褐斑。
材　料	白附子（制）20 克、白酒 500 毫升。
制作方法	白附子粗碎，置容器中，加白酒，密封，文火煮沸，去渣留液。
用　法	外用。每日 2 次，每次取酒少许置手上，合掌擦热，涂于患处，5 分钟后用清水洗净。
禁　忌	白附子有毒，须炮制。本酒不宜内服、多用、久用，孕妇忌用。

白附子
祛风解毒

乌须黑发酒

正常须发黑泽粗密，长而不枯。《诸病源候论》中说："肾气弱则骨髓枯竭，故发变白也。"老年因肾气已虚，气血不能荣润，须发逐渐转白，属生理现象。年轻人须发早白、枯萎、稀疏则属病态，多因肝肾亏虚、肝旺血燥、气血不足、肝郁脾湿等因素导致，应辨证给予清热除湿、疏肝健脾、补益肝肾、益气养血等治法。慢性疾病、内分泌失调、营养缺乏、家庭遗传、情绪影响都可以诱发未老而白头，在服用药酒调理之前，需先治疗相关疾病。乌发类药酒适用于须发早白或毛发枯槁、面色少华、神疲乏力的人群。服用药酒的同时，应保持心情舒畅，加强营养，多吃黑芝麻、乌枣、黑木耳、黑米、黑豆等黑色食品，并经常按摩头皮、勤梳头使头部气血流畅。

芝麻酒

补益肝肾，润养五脏

 浸泡 7 日　　 每次 20 毫升　　 每日 2 次

来　　源	《家庭常用保健食谱集成》
适应病症	肝肾亏损，须发早白，肠燥便秘，腰膝酸软，眩晕耳鸣，失眠健忘，视物模糊；肺阴虚弱，干咳少痰，皮肤干燥；脾胃阴虚，大便干结，产后少乳。
材　　料	黑芝麻 140 克、黄酒 1 升。
制作方法	黑芝麻洗净、微炒、捣烂，置容器中，加黄酒，每日振摇 1 ~ 2 次，密封浸泡 7 日，去渣留液。
用　　法	口服。每日 2 次，每次 20 毫升。
禁　　忌	脾虚便溏者忌服。

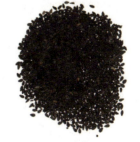

黑芝麻
滋养肝肾

五精酒

补益肝肾，养血填精

每次 10 ～ 20 毫升　　每日 2 次

来　　源	《外台秘要》
适应病症	肝肾亏虚，精血不足，须发早白，体倦乏力，食欲缺乏，头晕目眩，肌肤干燥、易痒。
材　　料	枸杞、天冬各 500 克，黄精、白术各 400 克，松叶 600 克，酒曲 1.2 千克，糯米 12.5 千克。
制作方法	前 5 味粗碎，置容器中，加清水，文火煮汁 10 升；糯米加水蒸熟，沥半干，候温，加药汁、酒曲拌匀；密封，置阴凉干燥处，常规酿酒，酒熟后去糟留液。
用　　法	口服。每日 2 次，每次 10 ～ 20 毫升。
禁　　忌	忌食鲤鱼、桃、李、雀肉等。

药材功效小档案

枸杞子
滋补肝肾

松叶
祛风活血

酒曲
健脾和胃

白术
健脾益气

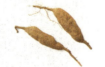

天冬
养阴清热，润肺滋肾

黄精
补肾益精，养肝明目

糯米
补脾暖胃

一醉散酒

凉血祛风，补肾养血

 浸泡 20 日

 随量饮用

 不拘时候

来　　源　《普济方》

适应病症　须发早白。

材　　料　槐角 12 克，墨旱莲、生地黄各 15 克，白酒 500 毫升。

制作方法　将药研末，置容器中，加白酒。每日振摇 1 ～ 2 次，密封浸泡 20 日，去渣留液。

用　　法　口服。不拘时候，随量饮用。

药材功效小档案

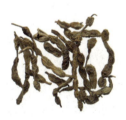

槐角
凉血止血，清肝明目

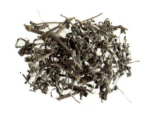

墨旱莲
滋补肾阴

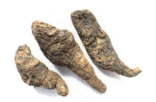

生地黄
清热凉血

枸杞芝地酒

滋阴养肝，清热凉血

每次 20 ~ 30 毫升　　每日 2 次
空腹口服

来　源	《中国民间百病良方》
适应病症	阴虚血热，须发早白，头晕目眩，口舌干燥。
材　料	枸杞子 60 克、黑芝麻 30 克、生地黄汁 80 毫升、白酒 1 升。
制作方法	枸杞子拍破，与黑芝麻混匀，置容器中，加白酒，每日振摇 1 ~ 2 次；密封浸泡 20 日，加地黄汁搅匀，密封浸泡 30 日，去渣留液。
用　法	空腹口服。每日 2 次，每次 20 ~ 30 毫升。
禁　忌	脾虚便溏者忌服。

药材功效小档案

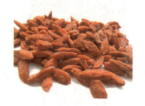

枸杞子
滋补肝肾

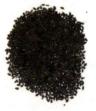

黑芝麻
补肝肾，润五脏

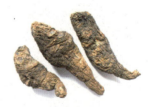

生地黄汁
清热凉血

固本地黄酒

益气养血

 浸 3 日，埋土中 7 日

 每次 10 ~ 20 毫升

 每日 2 次空腹口服

来　源　《普济方》

适应病症　气血两虚，毛枯发白，容颜憔悴，精神不振，腰酸膝困。

材　料　生地黄、熟地黄、天冬、麦冬、茯苓、人参各 30 克，白酒 1 升。

制作方法　将药捣碎，置容器中，加白酒，每日振摇 1 ~ 2 次，密封浸泡 3 日；文火煮至酒色变黑，埋土中 7 日后取出，去渣留液。

用　法　空腹口服。每日 2 次，每次 10 ~ 20 毫升。

禁　忌　忌食萝卜、莱菔子、生葱、大蒜等。

药材功效小档案

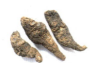

生地黄
清热凉血

熟地黄
养血填精

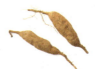

天冬
养阴清热，润肺滋肾

麦冬
益胃生津

茯苓
健脾利湿

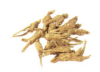

人参
补气养血

乌发益寿酒

补益肝肾，清虚热

浸泡 14 日　　每次 10 毫升　　空腹温饮

来　源	《家庭常用保健食谱集成》
适应病症	肝肾亏虚，须发早白，头晕目眩，腰膝酸痛，面容枯槁，目赤耳鸣。
材　料	女贞子 80 克，墨旱莲、桑椹各 60 克，黄酒 1.5 升。
制作方法	将药捣烂，置容器中，加黄酒，每日振摇 1～2 次，密封浸泡 14 日，去渣留液。
用　法	空腹温饮。每日 2 次，每次 10 毫升。
禁　忌	阳虚畏寒者慎服。

药材功效小档案

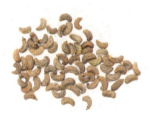

女贞子
滋补肝肾，明目乌发

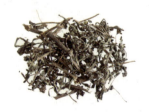

墨旱莲
滋补肾阴

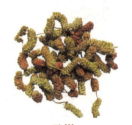

桑椹
滋阴补血，生津润肠

固本酒

补虚损，乌须发

浸泡 3 日　每次 30 ～ 50 毫升　空腹服

来　源	《摄生众妙方》
适应病症	虚劳，须发早白。
材　料	生地黄、熟地黄、天冬、麦冬、茯苓各 60 克，人参 30 克，白酒 3 升。
制作方法	将药共制为粗末，瓷瓶盛酒，将药浸 3 日，文武火煮 1 ～ 2 小时，以酒黑色为度。
用　法	口服。空腹服 30 ～ 50 毫升。
禁　忌	服药期间，忌食萝卜、葱、蒜及豆类。

药材功效小档案

生地黄
清热凉血

熟地黄
养血填精

天冬
养阴清热

麦冬
益胃生津

茯苓
健脾利湿

人参
补气养血

生地黄酿酒

补益肝肾，滋养阴血

随量饮用　　每日 3 次

来　　源　《太平圣惠方》

适应病症　肝肾阴血不足，须发早白，面色少华，腰酸腿软。

材　　料　生地黄 1500 克、糯米 2500 克、酒曲 180 克。

制作方法　生地黄略蒸，捣碎成末；糯米蒸熟、沥半干，加生地黄末、酒曲末搅匀；密封置阴凉干燥处，常规酿酒，酒熟后去糟留液。

用　　法　口服。每日 3 次，随量饮用。

禁　　忌　脾虚泄泻便溏、胸闷纳呆者忌服。

药材功效小档案

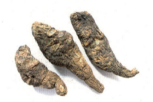

生地黄
清热凉血

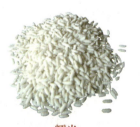

糯米
补脾暖胃，补中益气

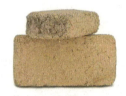

酒曲
清热解毒

延年益寿酒

　　人的长寿与衰老，与先天禀赋和后天调养有关。由于衰老常为多脏器的亏虚，治疗上侧重用补法，如气虚用补气法、阳虚用补阳法等。同时，由于五脏相关、气血同源、阴阳五行彼此互相影响，所以本类验方的功效往往是多方面的，或气血双补，或阴阳同治，或五脏兼顾等，需根据具体情况选用。

　　延年益寿药酒能补益正气，扶持虚弱，用以治疗虚证，可以推迟衰老、延长寿命，多用到人参、茯苓、当归、枸杞子、龙眼肉等药材，直接或间接增强人体的体质，提高机体的免疫能力，推迟生命的衰老过程，从而"尽终其天年，度百年乃去"。

枸杞子酒

补虚益精，祛寒壮肾

浸泡 7 日　　每日 1 小杯　　睡前饮

来　　源	《饮膳正要》
适应病症	凡有阴阳两弱，如头目发昏，口舌偏干，有时健忘，或有早泄、腰软诸症，皆可饮之。
材　　料	枸杞子100克、白酒1升。
制作方法	将枸杞子洗净，浸入白酒中密封，泡7日。
用　　法	每日睡前饮1小杯。

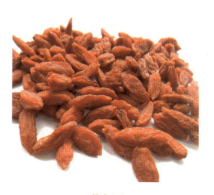

枸杞子
益精明目

三味抗衰酒

养阴填精，抗衰强身

浸泡约 1 个月　每次 30 毫升　每日 1 次

来　　源	《时珍国药研究》
适应病症	中老年体虚。
材　　料	枸杞子 700 克、山楂 300 克、肉苁蓉 500 克、白酒 7.5 升。
制作方法	将药用白酒浸泡，约 1 个月后过滤取净汁，密贮备用。
用　　法	口服。每次 30 毫升，每日 1 次，可以常饮。

药材功效小档案

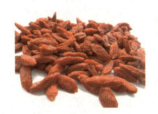

枸杞子
滋补肝肾

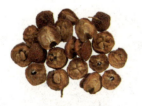

山楂
消食化积，行气散瘀

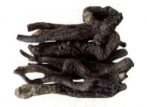

肉苁蓉
补肾阳，益精血

周公百岁酒

补肾填精，益气健脾

 浸泡10日

 每次20～30 毫升

 空腹温服

来　　源　《中国医学大辞典》

适应病症　用于体弱久病或中老年人体衰者，常服可令阴阳气血两和，百病可祛。

材　　料　人参3克，茯苓、甜杏仁各10克，枸杞子汁40克，生地黄汁30克，麦冬汁20克，白酒500毫升。

制作方法　将人参、茯苓、甜杏仁切碎，放酒坛内；倒入枸子汁、生地黄汁、麦冬汁、白酒，密封浸泡10日，即成。

用　　法　每日2～3次，每次20～30毫升，空腹温服。

禁　　忌　孕妇忌服，儿童禁饮。

药材功效小档案

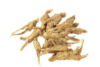

人参
补气养血

茯苓
健脾利湿

甜杏仁
止咳润肺

枸杞子汁
滋补肝肾

生地黄汁
清热凉血

麦冬汁
益胃生津

三圣酒

大补元气，健脾和胃

 浸泡 3 日

 每次 10 ~ 20 毫升

 早、中、晚 空腹温饮

来　源	《圣济总录》
适应病症	凡属禀赋不足，或老年气虚而致脾胃虚弱者可常饮服。
材　料	人参、山药、白术各 20 克，白酒 500 毫升。
制作方法	将药入布袋，置砂锅内，加白酒，盖好，文火煮沸，待冷，密封；置阴凉处，3 日后开封，悬起药袋沥尽，再用细纱布过滤，备用。
用　法	口服。每次空腹温服 10 ~ 20 毫升，每日早、中、晚各服 1 次。
禁　忌	阴虚火旺者，慎服。

药材功效小档案

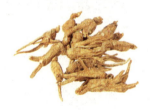

人参
补气养血

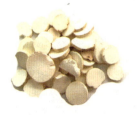

山药
健脾补肺

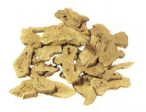

白术
健脾益气

延龄酒

滋阴养血，健脾益气

 浸泡7日

 每次20
毫升

 早、晚各1次

来　　源	《奇方类编》
适应病症	老年气血亏虚、肾气不旺、脾气不健之头晕心悸、四肢困倦、屈伸不利等。
材　　料	枸杞子400克、龙眼肉200克、当归100克、白术（炒）50克、黑豆160克、酒7.5升。
制作方法	将黑豆捣碎，与其余4味同入纱布袋，倒白酒，密封浸泡7日以上，即可。
用　　法	口服。每日早、晚各1次，每次20毫升。
禁　　忌	外感实热、脾虚泄泻者不宜。

药材功效小档案

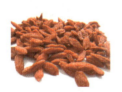

枸杞子
滋补肝肾

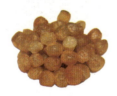

龙眼肉
补益心脾，养血安神

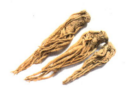

当归
养血柔肝

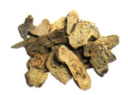

白术（炒）
健脾益气

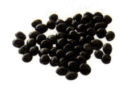

黑豆
健脾利湿

刺梨清酒

滋补强身，抗衰防癌

每次 50 毫升　　每日 1 次

来　源	《贵州民间方》
适应病症	中老年人保健。
材　料	鲜刺梨 500 克、酒曲适量、糯米 2.5 千克。
制作方法	刺梨洗净、沥干、榨汁，备用。糯米蒸煮，待冷后入酒曲、刺梨汁酿制。
用　法	口服。每次 50 毫升，每日 1 次。
禁　忌	孕妇、乳母忌服。

药材功效小档案

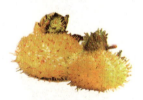

鲜刺梨
清热生津，健胃消食

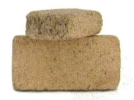

酒曲
清热解毒

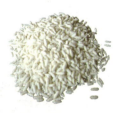

糯米
补脾暖胃，补中益气

三仙酒

补肾养肝，益精血

 浸泡 7 日

 每次 10 ~ 20 毫升

 温热空腹 服用

来　　源	《补肾益寿药酒方》
适应病症	老年肝肾阴虚所致津液亏损，肠燥便秘。
材　　料	桑椹、蜂蜜各 30 克，锁阳 15 克，白酒 500 毫升。
制作方法	将桑椹捣烂，锁阳捣碎，倒入器皿，加白酒；密封浸泡 7 日，过滤，调入蜂蜜搅匀，贮存备用。
用　　法	温热空腹服用。每日 2 次，每次 10 ~ 20 毫升。
禁　　忌	火盛便秘，阳道易举，心虚气胀者禁用。

药材功效小档案

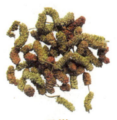

桑椹
滋阴补血，生津

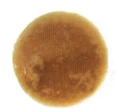

蜂蜜
润肠通便

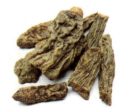

锁阳
补肾，益精，润燥

中藏延寿酒

健脾胃，益精血

浸泡 7 日

每次
10 毫升

每日 2 ~ 3 次

来　源	《华氏中藏经》
适应病症	脾弱、精血不足，兼感受风湿，而出现的食少体倦、头晕、筋骨不利等。
材　料	黄精、苍术、枸杞子各 30 克，天冬 20 克，松叶 40 克，白酒 1.5 升。
制作方法	将药捣碎，置瓶中，加白酒，浸 7 日后开取，去渣备用。
用　法	口服。每次服 10 毫升，每日 2 ~ 3 次。
禁　忌	凡畏寒肢冷，下利水肿者忌服。

药材功效小档案

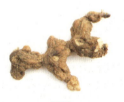

黄精
补肾益精，养肝明目

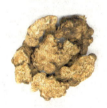

苍术
健脾，燥湿，明目

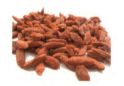

枸杞子
滋补肝肾

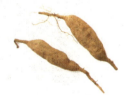

天冬
养阴清热

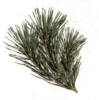

松叶
祛风活血

菖蒲酒

化湿开窍，健脾养胃

每次 20 毫升　　每日早、晚各 1 次

来　　源	《太平圣惠方》
适应病症	早衰健忘，视力减退，耳鸣耳聋，心悸，食欲缺乏，腹胀便溏等症者饮用。
材　　料	石菖蒲、白术各 50 克，白酒 500 毫升。
制作方法	将石菖蒲切碎蒸透，白术切细，共盛入纱布袋内，与白酒共置入容器中，密封浸泡，夏、秋 7 日，春、冬 14 日，即可服用。
用　　法	口服。每日早、晚各 1 次，每次 20 毫升。
禁　　忌	阴虚火旺者忌服。

药材功效小档案

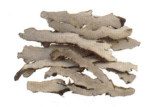

石菖蒲
化湿开胃，开窍豁痰

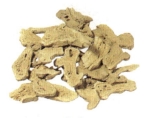

白术
健脾益气

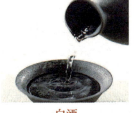

白酒
舒筋活血

神仙酒

添筋力，延衰老

浸泡 5 ~ 7 日　随意饮服　不拘时候

来　源	《集验良方》
适应病症	阴血不足，诸虚百损。
材　料	生地黄、菊花、当归各 10 克，牛膝 5 克，红糖 60 克，陈醋 60 毫升，白酒 500 毫升。
制作方法	将生地黄、菊花、当归和牛膝装纱布袋，置容器中；加红糖、陈醋和白酒，加盖晃匀，浸泡 5 ~ 7 日后即可取用。
用　法	口服。不拘时候，随意饮服。
禁　忌	脾虚泄泻、胃寒食少、胸膈有痰者慎服。

药材功效小档案

生地黄
清热凉血

菊花
平肝明目，散风清热

当归
养血柔肝

牛膝
活血祛瘀

红糖
健脾暖胃，活血化瘀

陈醋
开胃消食，杀菌解毒

耐老酒

滋养肝肾，补益精髓

 发酵 21 日

 每次 20 ~ 25 毫升

 早、午、晚 空腹温饮

来　源 《太平圣惠方》

适应病症 肝肾不足的头晕目眩，须发早白，腰膝酸软等。

材　料 生地黄、枸杞子、菊花各 250 克，糯米 2.5 千克，酒曲 200 克。

制作方法 将前 3 味加工使碎，酒曲搓成粗末。放净砂锅中，加水 500 毫升煎至 250 毫升，倒瓷坛中，待冷；将糯米蒸煮成饭，冷后拌入酒曲，倒入坛内，加药汁拌匀，密封；经 21 日后过滤，取清酒，贮入即可。

用　法 每日早、午、晚各饮 1 次，每次空腹温饮 20 ~ 25 毫升。

禁　忌 风寒咳嗽者忌饮。

药材功效小档案

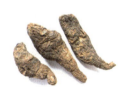

生地黄
清热凉血

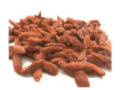

枸杞子
滋补肝肾

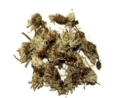

菊花
平肝明目，散风清热

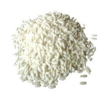

糯米
补脾暖胃，补中益气

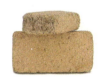

酒曲
清热解毒

草还丹酒

轻身延年，安神益智

 浸泡 5 日　 每次 15 毫升　 空腹饮用

来　源　《寿亲养老新书》

适应病症　老年五脏不足，精神恍惚，耳聋耳鸣，少寐多梦，食欲缺乏等症者饮用。

材　料　石菖蒲、补骨脂、熟地黄、远志、地骨皮、牛膝各 10 克，白酒 500 毫升。

制作方法　将药洗净，晾干，研成细末，放入容器，注入白酒，密封，浸泡 5 日后，即可。

用　法　口服，空腹饮用。每日 2 次，每次 15 毫升。

禁　忌　阴虚阳亢、烦躁汗多、咳嗽者慎服。

药材功效小档案

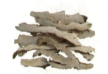

石菖蒲

化湿开胃，开窍豁痰

补骨脂

补肾，强腰膝

熟地黄

养血填精

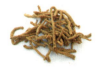

远志

养心安神

地骨皮

凉血除蒸，清肺降火

牛膝

活血祛瘀

复方红宝酒

抗衰老，延年益寿

 浸泡 7 日

 每日 50 毫升

 三餐饭后30 分钟服

来　　源	《中国中医药科技》
适应病症	适用于中老年人延年益寿。
材　　料	绞股蓝、生姜各 50 克，枸杞子 100 克，白酒 1 升。
制作方法	生姜切薄片，诸药加白酒，浸泡 7 日，即可饮用。
用　　法	每日 50 毫升，分 3 次于饭后 30 分钟服。
禁　　忌	阳虚畏寒者慎服。

药材功效小档案

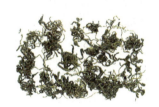

绞股蓝
清热解毒

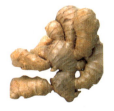

生姜
散寒解表

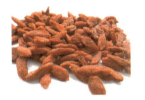

枸杞子
滋补肝肾

还少酒

温补肾阳，振奋元阳

浸泡 7 日

每次 20 ～ 30 毫升

每日早、晚各 1 次

来　源	《经验方》
适应病症	适合身体虚弱，健忘怔忡，阳痿，早泄，腰脚沉重者长期服用。
材　料	山茱萸、茯苓、杜仲、肉苁蓉、巴戟天各 10 克，枸杞子 20 克，白酒 500 毫升。
制作方法	前 5 味共为碎末，入纱布袋，扎口。同枸杞子放容器中，加白酒泡 7 日，即可饮用。
用　法	口服。每日早、晚各 1 次，每次 20 ～ 30 毫升。
禁　忌	火旺泄精，小便不利，口舌干燥者皆禁饮。

药材功效小档案

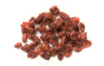

山茱萸
补益肝肾，涩精固脱

茯苓
健脾利湿

杜仲
补肾阳，强筋骨

肉苁蓉
补肾阳，益精血

巴戟天
补肾助阳，祛风除湿

枸杞子
滋补肝肾

古汉养生酒

补气益阴

 浸泡 14 日

 每次 10 ~ 20 毫升

 早、晚各饮 1 次

来　　源 《湖南民间方》

适应病症 头晕耳鸣，精神萎靡，失眠健忘，腰酸耳鸣，气短乏力，面色萎黄。神经症、低血压及各种贫血患者，均可服用。

材　　料 生晒参 20 克，黄芪、枸杞子、女贞子（制）、黄精（制）各 30 克，白酒 1 升。

制作方法 生晒参、黄芪、黄精切薄片，女贞子打碎；将药装纱布袋中，扎口，置容器中，加白酒浸泡；密封 14 日后，压榨取汁，与药酒合并，过滤，备用。

用　　法 口服。每日早、晚各饮 10 ~ 20 毫升。

禁　　忌 属实热证者忌服。

药材功效小档案

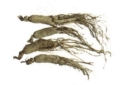

生晒参
益气生津

黄芪
益气固表

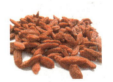

枸杞子
滋补肝肾

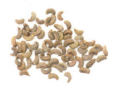

女贞子（制）
滋补肝肾，明目乌发

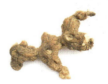

黄精（制）
补肾益精，养肝明目

人参当归酒

益气养血，滋阴补肾

浸泡 14 日　每次 15 毫升　每日 2 次

来　　源	《经验方》
适应病症	气血虚弱，肾亏阳痿，头晕目眩，面色苍白，梦遗滑精，身倦乏力。
材　　料	红参、当归、淫羊藿各 15 克，五味子（制）10 克，麦冬、熟地黄各 20 克，白酒 1 升。
制作方法	将药碎成粗粉，装纱布袋，扎口，白酒浸泡 14 日；开封后取出药袋，压榨取液，与药酒混合，静置，过滤，即得。
用　　法	口服。每次 15 毫升，每日 2 次。

药材功效小档案

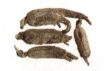

红参
大补元气，补脾益肺

当归
养血柔肝

淫羊藿
温补肾阳

五味子（制）
养阴固精，保肝护肝

麦冬
益胃生津

熟地黄
养血填精

复方虫草补酒

补气血，抗衰老

 浸泡 14 日
 每次 20 毫升
 每日 1～2 次

来　　源　《经验方》

适应病症　未老先衰，年老体弱，用脑过度，记忆力衰退，性功能减退，肢体倦怠，酸痛不适。

材　　料　冬虫夏草 10 克、人参 15 克、淫羊藿 30 克、熟地黄 50 克、白酒 1 升。

制作方法　人参切薄片，与冬虫夏草同放容器中，倒白酒 250 毫升，密封；淫羊藿、熟地黄切细，倒 750 毫升白酒浸泡。14 日后，过滤，与人参虫草酒合并；药酒饮完，人参、冬虫夏草药渣可分次嚼食。

用　　法　口服。每日 1～2 次，每次 20 毫升。

药材功效小档案

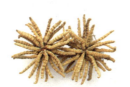

冬虫夏草
补肾温阳

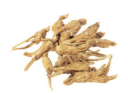

人参
补脾益肺

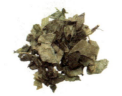

淫羊藿
温补肾阳

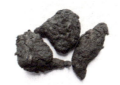

熟地黄
养血填精

归杞龙眼酒

补心肾，益气血

浸泡 14 日　　每次 20 毫升　　每日 2 次

来　　源	《惠直堂经验方》
适应病症	中老年人头晕眼花，健忘失眠，腰膝酸软。
材　　料	当归 50 克、枸杞子 100 克、龙眼肉 200 克、甘菊花 15 克、白酒 2 升。
制作方法	药碎成粗末，纱布袋装，扎口，白酒浸泡；14 日后，取出药袋压榨取液，与药酒混合，静置，过滤，即得。
用　　法	口服。每次 20 毫升，每日 2 次。

药材功效小档案

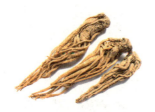

当归
养血柔肝

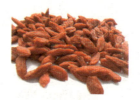

枸杞子
滋补肝肾

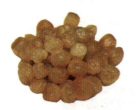

龙眼肉
补益心脾，养血安神

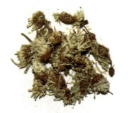

甘菊花
平肝明目，散风清热

龟龄补酒

滋阴助阳，宁心安神

 浸泡 14 日
 每次 10 毫升
 每日 1～2 次

来　　源　《中国药物大全》

适应病症　阳虚阴亏，心悸失眠，遗精，阳痿，腰膝酸软，两目昏花，全身瘦弱。

材　　料　龟甲（制）30 克，鹿茸 5 克，人参、茯苓各 10 克，白酒 500 毫升。

制作方法　将药碎成粗末，纱布袋装，扎口，白酒浸泡 14 日；开封取出药袋，压榨取液，与药酒混合，静置，过滤，即得。

用　　法　口服。每次 10 毫升，每日 1～2 次。

药材功效小档案

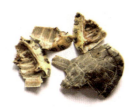

龟甲（制）
滋阴潜阳，益肾强骨

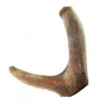

鹿茸
补肾壮阳，生精益血

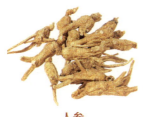

人参
补脾益肺

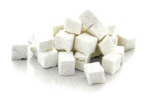

茯苓
健脾利湿

龟鹿二仙酒

大补精髓，益气养神

浸泡 14 日　每次 10～20　早、晚各 1 次
毫升

来　源	《证治准绳》
适应病症	肾精亏乏，虚羸少气，头晕耳鸣，视物不清，腰膝酸软，阳痿遗精等症。
材　料	龟甲（制）100 克、鹿角片 200 克、枸杞子 40 克、人参 20 克、白酒 2 升。
制作方法	龟甲、鹿角片打成粗屑，人参切薄片，同入纱布袋，扎口，与枸杞子一同白酒浸泡；容器密封，每日摇动 1 次。14 日后启封，过滤，装瓶。
用　法	口服。每次 10～20 毫升，早、晚各 1 次。

药材功效小档案

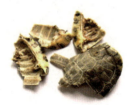

龟甲（制）
滋阴潜阳，益肾强骨

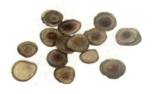

鹿角片
补益肝肾，强筋健骨

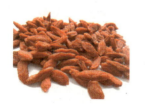

枸杞子
滋补肝肾

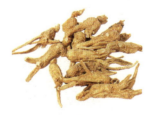

人参
补气养血

强筋健骨酒

　　肝主筋、肾主骨，腰为肾腑。肝肾不足，筋骨失养。"人过半百，筋骨自衰"，若肝肾亏损不能滋养筋骨，则易有腰痛、酸软无力、关节屈伸不利等疾病。除此之外，发病原因还与感受风湿寒、风湿热、劳累过度、扭伤、久病体虚、腰肌劳损、房事不节、女性生育过多等有关。若能肝血充足，四肢百骸、筋膜都得到濡养，则筋肉发达。强筋壮骨药酒一般具有补肝肾、壮筋骨、祛湿寒、强腰膝等功能，如牛膝酒、千金杜仲酒、神仙枸杞酒、丹参杜仲酒等。

寻骨风酒

祛风通络

浸泡 7 日　　　每次 10 ～ 15 毫升　　　每日 3 次 空腹温饮

来　　源	《南京民间草药》
适应病症	风湿痹痛、肢体麻木、筋脉拘挛等。凡筋骨不健者皆可服之。
材　　料	寻骨风 15 克、白酒 500 毫升。
制作方法	将药粗碎，浸入白酒中，密封置阴凉处。每日摇动 1 次，7 日后去渣，备用。
用　　法	口服。每日 3 次，每次空腹温饮 10 ～ 15 毫升。
禁　　忌	阴虚内热者禁用。

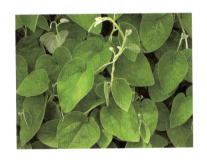

寻骨风
祛风除湿

地黄牛膝酒

补益肝肾，强筋壮骨

每次 15 ～ 20 毫升

每日 3 次

来　　源　《太平圣惠方》

适应病症　肝肾精血亏虚，须发早白，筋骨软弱，腰腿酸困，两足乏力，容颜无华。

材　　料　熟地黄 400 克，牛膝、五加皮各 200 克，酒曲 180 克，糯米 2500 克。

制作方法　前 3 味粗碎，加清水煎至 3.5 升，候温；糯米加水蒸熟，候温，入药汁、曲末拌匀，密封；置阴凉干燥处，常规酿酒，酒熟后去糟留液。

用　　法　口服。每日 3 次，每次 15 ～ 20 毫升。

药材功效小档案

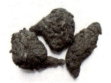

熟地黄
养血填精

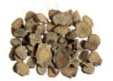

牛膝
活血祛瘀

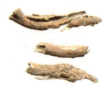

五加皮
壮筋骨，祛湿消肿

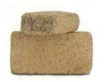

酒曲
清热解毒

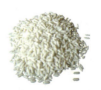

糯米
补脾暖胃，补中益气

羊肾酒

添精益髓，强壮筋骨

浸泡 30 日　每次 10 ～ 30　早、晚温服
　　　　　　　毫升

来　源	《经验方》
适应病症	老年人脚足无力、酸软困乏，腰如绳束。
材　料	生羊肾 1 个，沙苑子、淫羊藿、仙茅各 10 克，龙眼肉 20 克，薏苡仁 25 克，白酒 500 毫升。
制作方法	羊肾洗净剖开，去净筋膜切小块，焯水，砂锅加白酒煮 1 小时；过滤取液，装瓶，入其他药材浸泡 30 日，即可。
用　法	口服。每日 2 次，每次 10 ～ 30 毫升，早、晚温服。
禁　忌	孕妇及阴虚阳旺者忌服。

药材功效小档案

生羊肾
补精益气，补肾壮阳

沙苑子
固精缩尿，益肾壮阳

淫羊藿
温补肾阳

仙茅
强筋健骨，温肾壮阳

龙眼肉
补益心脾，养血安神

薏苡仁
健脾利湿

安神健脑酒

　　脑为元神所藏之处，又称"元神之府"。中医认为，肾藏精，精生髓，髓聚于脑，说明"元神"与肾有关。肾精充足可改善大脑功能，增强智力，博闻强记、反应敏捷。反之，髓海空虚，则会记忆减退、思维迟钝、早衰健忘、耳目不聪。另外，若肝藏血不足，或情绪不舒畅，郁闷不乐，急躁发怒，也可以出现烦躁、心悸失眠等症状。

　　精血互生，补肾也可补肝，养心血亦可补养肝血，当肝郁气滞影响心神时，需要服疏肝解郁、养血安神之药酒，合理饮用，对上述病症具有预防和治疗作用。一般常用的中药有川芎、人参、五味子、石决明、益智仁、补骨脂、核桃仁、红枣、白芷、桂枝、莲子、石菖蒲、枸杞子等。建议多吃一些含有蛋白质、矿物质和维生素的食物可增强体质。

灵芝人参酒

益气安神

浸泡 14 日

每次 20 毫升

每日 2 次

来　　源	《民间方》
适应病症	气虚乏力，心悸健忘，失眠，神经衰弱。
材　　料	灵芝 50 克、人参 15 克、白酒 1 升。
制作方法	药碎成粗粉，纱布袋装，扎口，白酒浸泡，14 日后，取出药袋即得。
用　　法	口服。每次 20 毫升，每日 2 次。

灵芝
补气安神

人参
大补元气

枸杞子远志酒

养血益精，宁心安神

 浸泡 14 日　 每次 20 毫升　 每日 2 次 空腹服

来　源　《吉林省药品标准》

适应病症　失眠多梦，心悸健忘，体倦神疲，头昏耳鸣，口干少津，面色不华。

材　料　枸杞子 80 克，熟地黄、黄精、百合各 15 克，远志 9 克，白砂糖 150 克，白酒 1.5 升。

制作方法　将药碎成粗末，纱布袋装，扎口，白酒浸泡；14 日后取出药袋，压榨取液，与药酒混合，加白砂糖搅拌溶解，静置，过滤，即得。

用　法　口服。每次 20 毫升，每日 2 次，空腹服用。

禁　忌　痰湿内盛者慎用。

药材功效小档案

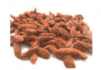
枸杞子
滋补肝肾

熟地黄
养血填精

黄精
补肾益精，养肝明目

百合
养阴润燥

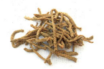
远志
养心安神

白砂糖
润肺生津

简单药酒消百病

葆春康福酒

补气养血，益精安神

浸泡14日　每次10~20毫升　每日2次

来　源	《吉林民间方》
适应病症	健忘多梦，心悸不宁，头晕目眩，形瘦神疲，梦遗滑精，面色少华，舌淡脉弱。
材　料	人参、酸枣仁、灵芝各20克，黄芪、枸杞子各30克，鹿茸5克，五味子10克，蜂蜜200克，白酒1.5升。
制作方法	将药共为粗末，纱布袋装，扎口，置容器中，白酒浸泡密封；14日后启封，取出药袋，压榨取汁，两液合并加蜂蜜，过滤。
用　法	口服。每次10~20毫升，每日2次。
禁　忌	实热证者忌用。

药材功效小档案

人参
补气养血

酸枣仁
养心安神

灵芝
保肝解毒，抗衰老

黄芪
益气固表

鹿茸
补肾壮阳，生精益血

枸杞子
滋补肝肾

五味子
养阴固精，保肝护肝

蜂蜜
润肠通便

人参五味子酒

补气强心，滋阴敛汗

 浸泡 2 周　 每次 20 毫升　 每日 2 次

来　　源　《辽宁省药品标准》

适应病症　汗多肢倦，心悸气短，头晕乏力，健忘少寐，面色少华，神经衰弱。

材　　料　生晒参 15 克、鲜人参 3 支、五味子 70 克、白酒 1.5 升。

制作方法　五味子碾碎，生晒参切片，入纱布袋，扎口，置容器内；鲜人参整支放容器内，倒白酒浸泡。2 周后去纱布袋，留液备用。

用　　法　口服。每日 2 次，每次 20 毫升。

药材功效小档案

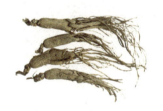

生晒参
益气生津

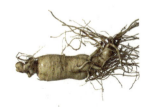

鲜人参
补脾益肺

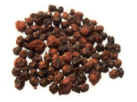

五味子
养心安神，益气生津

龙眼桂花酒

安神定志，宁心悦颜

浸泡 1 个月

每次 20 毫升

每日 2 次

来　源	《寿世保元》
适应病症	心脾亏虚，头昏，体倦，心慌，失眠。
材　料	龙眼肉 125 克、桂花 25 克、白砂糖 60 克、烧酒 1 升。
制作方法	将龙眼肉、桂花与烧酒同放容器中，密封，1 个月后启封加白砂糖，搅匀饮用。
用　法	口服。每次 20 毫升，每日 2 次。

药材功效小档案

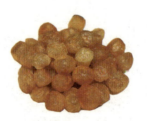

龙眼肉
补益心脾，养血安神

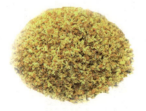

桂花
散寒破结

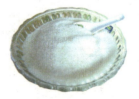

白砂糖
润肺生津

天麻补酒

益气补肾，祛风通络

浸泡 14 日　每次 15 ~ 20　每日 1 ~ 2 次
毫升

来　源	《经验方》
适应病症	神经衰弱，身体虚弱，身倦乏力，头晕目眩，或肢体麻木，筋骨挛痛。
材　料	天麻 30 克、人参 15 克、三七 10 克、杜仲 20 克、白酒 1 升。
制作方法	将药碎成粗末，纱布袋装，扎口，倒白酒浸泡；14 日后取出药袋，压榨取液，与药酒混合，静置，过滤即可。
用　法	口服。每次 15 ~ 20 毫升，每日 1 ~ 2 次。

药材功效小档案

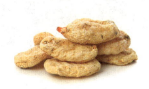

天麻
清热润燥

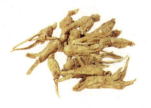

人参
补气养血

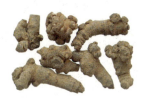

三七
止血散瘀，消肿定痛

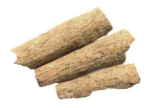

杜仲
补肾阳，强筋骨

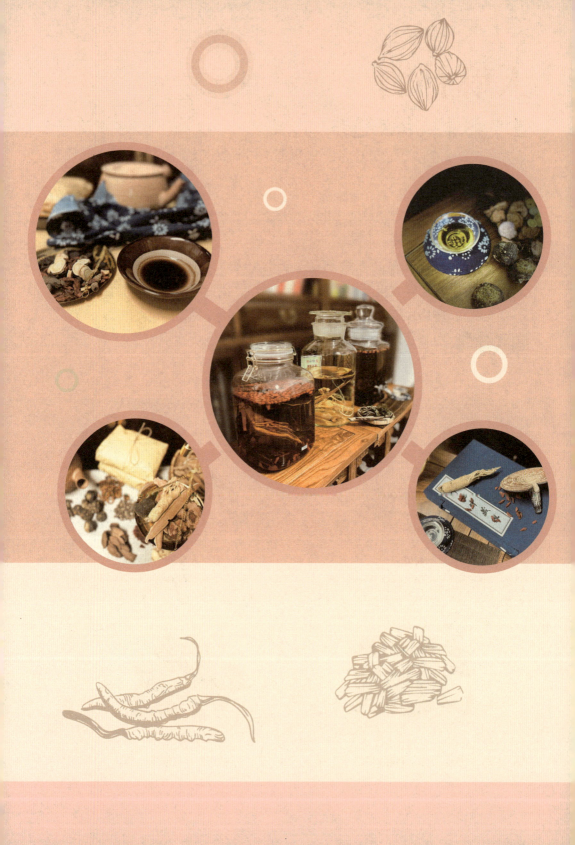

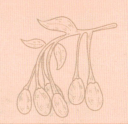

第三章

内科疾患祛病药酒

小病小痛 不用慌

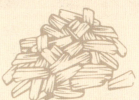
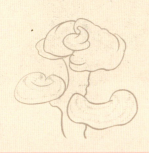

感冒

　　感冒俗称"伤风"，是最常见的上呼吸道感染。主要原因是人体受到风寒侵袭后，呼吸道局部抵抗力下降，导致身体感染病毒或细菌。最常见的症状有头痛、鼻塞流涕、不停打喷嚏、流泪、恶寒发热、周身不适，有时还伴有轻微咳嗽等。若是症状严重，且在一个时期一段范围内广泛流行者，称为流行性感冒（简称"流感"）。治疗感冒的药酒，以祛风寒为主，常用豆豉、葱、姜等配制而成，如荆芥豆豉酒、葱豉酒等，或用附子、肉桂等配制而成。治疗阳虚之人外感风寒，如肉桂酒。对外感风热者，也可以用药酒治疗，意在用酒以行药势，驱邪外出。

肉桂酒

温阳祛寒

每日 1 剂　　　1 次或分 2 次温服

来　源	《费氏食养三种》
适应病症	外感风寒，身体感寒疼痛。
材　料	肉桂 6 克，黄酒 20 毫升。
制作方法	将肉桂研为细末，用温酒调服。
用　法	口服。每日 1 剂，1 次或分 2 次温服。
禁　忌	风热感冒忌服。

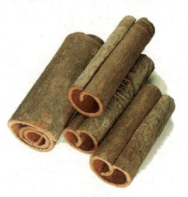

肉桂
散寒止痛

紫苏酒

辛温解表

每次 30 ~ 50 毫升　每日 2 ~ 3 次温饮

来　　源　《验方》

适应病症　风寒感冒。症见恶寒重发热轻，鼻塞头痛，身痛，苔薄白，脉浮紧。

材　　料　紫苏叶、红糖各 50 克，生姜 100 克，黄酒 300 毫升。

制作方法　紫苏叶碾粗粉，装纱布袋，扎口，倒黄酒，浸 10 分钟，煮沸，转文火煮 5 ~ 10 分钟，熄火，去药袋；生姜拍碎，捣烂绞汁，滴入药酒，加红糖搅拌，待溶化，即成。

用　　法　温饮。每次 30 ~ 50 毫升，每日 2 ~ 3 次。饮后卧床盖被休息，见微微汗出则效佳。

禁　　忌　风热型感冒不宜用。

药材功效小档案

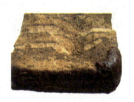

红糖
健脾暖胃，活血化瘀

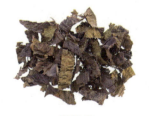

紫苏叶
解表散寒，行气宽中

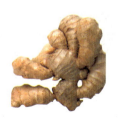

生姜
散寒解表

桑菊酒

疏风清热，宣肺止咳

每次 30 毫升

每日 2 次

来　　源	《温病条辨》
适应病症	外感风热轻证。症见身热不甚，咳嗽，口微渴，脉浮数。
材　　料	桑叶、菊花、连翘、芦根各 15 克，桔梗、杏仁、薄荷各 10 克，甘草 6 克，米酒 500 毫升。
制作方法	将药研粗末，装白纱布袋，扎口，米酒浸泡 20 分钟，加热煮沸，转文火煮 10 分钟，待冷；取出药袋，压榨取汁，与药酒混合即成。
用　　法	口服。每次 30 毫升，每日 2 次。
禁　　忌	高热、烦渴、咽喉肿痛者忌用。

药材功效小档案

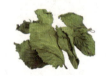

桑叶

疏散风热，清肺润燥

菊花

平肝明目，散风清热

连翘

清热解毒，消肿散结

芦根

清热，生津

杏仁

润肺止咳，润肠通便

薄荷

发汗解热，疏肝理气

桔梗

止咳祛痰

甘草

补脾益气，润肺止咳

咳嗽

咳嗽是机体对病邪侵入气道的一种保护性反应。古人以有声无痰谓之咳，有痰无声谓之嗽。临床上二者常并见，通称为咳嗽。咳嗽是肺气上逆所致，有外感、内伤之分，治以宣肺降逆为主。治疗咳嗽的药酒有以滋阴养血为主者，如阿胶酒、西洋参酒等，多用于阴虚咳嗽；有以润燥为主者，如叶酸桑椹酒、绿豆酒，用于治疗燥咳；有以散寒为主者，如寒凉咳嗽酒；有以补肾纳气为主者，如红颜酒；有以疏肝化痰为主者，如香橼酒；有以镇咳化痰为主者，如百部酒。临证可根据咳嗽的表现，分别选用各种相应的药酒。

百部酒

润肺下气，止咳杀虫

浸泡 7 日　每次 15 ～ 20　每日 3 次
　　　　　　毫升

来　　源　《药酒与膏滋》

适应病症　因百日咳、肺结核、气管炎等引起的咳嗽气急；外用可杀虫虱、疥疮，阴道滴虫等。

材　　料　百部根 100 克、白酒 500 毫升。

制作方法　将百部根炒后捣碎，放瓶中，倒白酒浸泡，密封。7 日后开启，过滤，装瓶。

用　　法　每次 15 ～ 20 毫升，每日 3 次。

禁　　忌　凡脾胃虚弱者，及大便溏泄者均慎饮本酒。

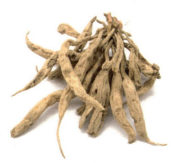

百部根
止咳化痰

竹黄酒

化痰止痛

浸泡5日　每次5～10毫升　每日2次

来　源	《药酒与膏滋》
适应病症	咳嗽痰多，胃气痛。
材　料	天竺黄（竹黄）60克、白酒1升。
制作方法	将天竺黄放入干净器皿内，倒白酒浸泡，密封，5日后开启，装瓶。
用　法	口服。每次5～10毫升，每日2次。
禁　忌	灰指甲、鹅掌风等皮肤病患者忌服。

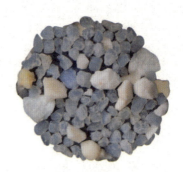

天竺黄
清热化痰

阿胶酒

补血止血，滋阴润肺

每次10～30毫升　每日3次

来　源	《圣济总录》
适应病症	阴虚咳嗽，眩晕心悸，虚劳咯血，吐血，崩漏下血。
材　料	阿胶400克、黄酒1.5升。
制作方法	阿胶粉碎，置于黄酒中，上火慢熬，令其烊化后，装瓶备用。
用　法	每日3次，每次10～30毫升。

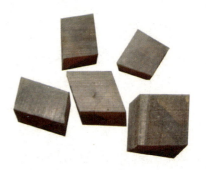

阿胶
润肺止血

紫苏子酒

补肺气，平喘化痰

 浸泡 10 日

 每次 15 ~ 30 毫升

 早、中、晚各 1 次

来　源　《医便》

适应病症　肺虚咳喘或痰浊咳嗽，主要症状为咳嗽气逆、喘息痰多、痰白黏。

材　料　紫苏子 90 克、白酒 1 升。

制作方法　将紫苏子炒香研细，与白酒共置容器中。密封，浸泡 10 日，过滤，即可。

用　法　口服。每日早、中、晚各 1 次，每次 15 ~ 30 毫升。

禁　忌　咳嗽痰黄、口干咽痛、唇舌色红者忌服。

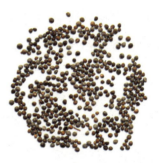

紫苏子
化痰止咳

白前酒

泻肺降气，下痰止嗽

 浸泡 7 日

 每次 10 ~ 15 毫升

 每日 3 次

来　源　《肘后备急方》

适应病症　肺实喘满，咳嗽，多痰，胃脘疼痛。

材　料　白前 100 克、白酒 1 升。

制作方法　将白前捣成粗末，装纱布袋，入器皿，倒白酒，封口，7 日开启，去掉药袋，澄清备用。

用　法　口服。每次 10 ~ 15 毫升，每日 3 次。

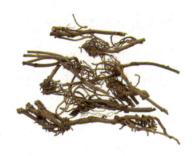

白前
降气、消痰、止咳

天冬酒

补肺气，平喘化痰

每次 10 ~ 30 毫升　　每日 1 次午后服

来　　源	《本草纲目》
适应病症	肺虚咳喘或痰浊咳嗽，主要症状为咳嗽气逆、喘息痰多、痰白黏。
材　　料	天冬 40 克、高粱酒 500 毫升。
制作方法	用竹刀剖去天冬心，与水同入砂锅煎煮约 40 分钟，去渣取液，兑入高粱酒中，装瓶密封。
用　　法	口服。每次 10 ~ 30 毫升，每日 1 次，午后服为宜。
禁　　忌	阳虚阴盛，脾胃虚寒见有食少便溏症状者不宜饮用此酒。

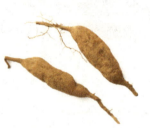

天冬
养阴生津

陈皮酒

止咳化痰

浸泡 3 ~ 5 日　每次 15 ~ 20 毫升　每日 3 次

来　　源	《验方》
适应病症	风寒咳嗽，痰多清稀色白。
材　　料	陈皮 30 克，白酒 500 毫升。
制作方法	陈皮洗净晾干，撕碎置容器中，加白酒，密封，浸泡 3 ~ 5 日即得。
用　　法	口服。每次 15 ~ 20 毫升，每日 3 次。

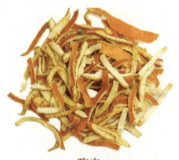

陈皮
燥湿化痰

核桃人参杏仁酒

补肾纳气，平喘止咳

浸泡 21 日 每次 15 ~ 25 每日 2 次
毫升

来　　源	《本草纲目》
适应病症	咳喘日久不止。
材　　料	核桃仁 90 克，杏仁、人参各 30 克，黄酒 1.5 升。
制作方法	将核桃仁、杏仁、人参捣碎入纱布袋，容器内加黄酒，密封浸泡；每日摇晃，21 日后过滤去渣，即可饮用。
用　　法	口服，每日 2 次，每次 15 ~ 25 毫升。
禁　　忌	阴虚火旺者忌服。

药材功效小档案

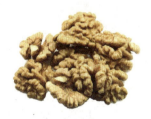

核桃仁
补肺肾，润肠通便

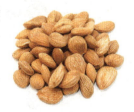

杏仁
润肺止咳，润肠通便

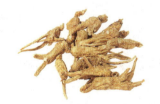

人参
补气养血

哮喘

哮喘是以呼吸喘急，喉间哮鸣有声为特征的呼吸系统病症。"喘以气息急，哮以声响鸣"，说明两者有一定区别，但从临床上看，哮必兼喘，喘多兼咳。哮喘既可以是一个独立的疾病，也常为多种急、慢性呼吸系病程中的一个病理表现。

哮喘在临床上有发作期和缓解期，一般在发作期较少用药酒治疗，在缓解期可用药酒防治，采取补肺、健脾、益肾等法，能减少、减轻、控制哮喘的发作。

肺虚，可选用黄芪、党参、百合、黄精等以补益肺气；脾虚可选用人参、山药、茯苓、白术、桂枝、大枣等以培土生金、健脾补肺；肾虚可选用熟地黄、山茱萸、紫河车、蛤蚧、补骨脂、菟丝子、胡桃肉、枸杞子等以补肾纳气、肺肾双补。但应注意，对某些哮喘患者，特别是过敏性哮喘或对乙醇过敏者，不宜用药酒治疗。

桃仁酒

补肾纳气平喘

煮 10 分钟

每日 2 次

来　　源　《肘后方》

适应病症　肾虚久喘。

材　　料　核桃仁 5 枚、白糖 30 克、黄酒 50 毫升。

制作方法　将核桃仁捣成泥，加白糖和黄酒，文火煮 10 分钟，即可。

用　　法　每日 2 次，顿服。

核桃仁
温肺定喘

白糖
润肺生津

二参麦冬酒

补气养阴，清热润肺

浸泡 7 日　每次 10 ～ 20　每日 2 次
　　　　　　毫升

来　　源	《名医别录》
适应病症	风热咳嗽、烦渴等。
材　　料	西洋参 35 克，沙参、麦冬各 25 克、黄酒 1 升。
制作方法	西洋参、沙参切片，麦冬捣碎，放砂锅内。加黄酒用文火煮沸 5 分钟后离火，冷却，放玻璃瓶，密封；浸泡 7 日，加入 200 毫升冷开水调匀，即可。
用　　法	口服。每日 2 次，每次 10 ～ 20 毫升。
禁　　忌	虚寒便溏者不能服用。

药材功效小档案

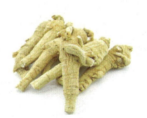

西洋参
清火生津

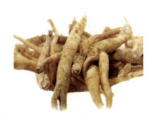

沙参
化痰益气，益胃生津

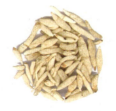

麦冬
益胃生津

99

参蛤虫草酒

补肺温肾，纳气平喘

 浸泡 3 周

 每次 10 ~ 20 毫升

 早、晚各空腹服 1 次

来　源	《中国药膳》
适应病症	支气管哮喘缓解期；老年慢性支气管炎伴肺气肿，畏寒肢冷，动则汗出，容易感冒。
材　料	人参、核桃仁、冬虫夏草各 30 克，蛤蚧 1 对，白酒 2 升。
制作方法	蛤蚧去头、足，打碎，诸药置容器中，加白酒，密封；浸泡 3 周，滤取上清液待用。药渣可再加适量白酒浸泡1次。
用　法	口服。每次 10 ~ 20 毫升，每日早、晚各空腹服 1 次。
禁　忌	支气管哮喘发作期、心脏病引起的咳喘均禁用。

药材功效小档案

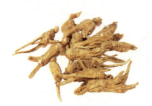

人参
补气养血

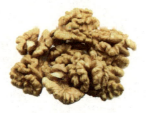

核桃仁
补肺肾，润肠通便

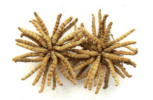

冬虫夏草
补肾温阳

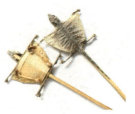

蛤蚧
滋肾，益精助阳

紫苏大枣酒

理气宽胸，平喘降逆

每次 10 ～ 20 毫升　每日 2 次

来　　源	《民间验方》
适应病症	肺气上逆之咳喘。
材　　料	紫苏子(炒)150克、紫苏茎叶500克、陈皮100克、大枣20枚、黄酒1.5升。
制作方法	将药加黄酒，煮取800毫升，装瓶备用。
用　　法	口服。每日2次，每次10～20毫升。

药材功效小档案

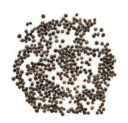

紫苏子（炒）
下气消痰，润肺宽肠

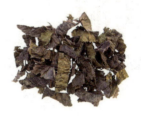

紫苏茎叶
解表散寒，行气宽中

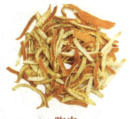

陈皮
燥湿化痰

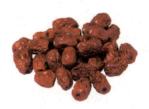

大枣
健脾补气

101

消化不良

消化不良是由胃动力障碍所引起的疾病。临床上主要症状表现为上腹痛、早饱、腹胀、嗳气。进食过饱、饮酒过量、经常服用某些药物（如阿司匹林等）、精神紧张都可引起偶尔的消化不良。慢性持续性消化不良可以由精神因素引起，也可以由如慢性胃炎、胃及十二指肠溃疡、慢性肝炎等消耗性疾病引起。另外，一些功能性消化不良的人还会出现失眠、焦虑、抑郁等精神方面的症状。消化不良药酒中常会用焦山楂、焦麦芽、焦神曲，陈皮、厚朴、橘红等有消食理气功效的药材。

黄芪酒

补气健脾，固表止汗

浸泡 7 日　每次 20 ～ 30　每日 2 次
　　　　　　毫升

来　　源　《药酒汇编》

适应病症　脾胃虚弱，食少纳呆，消化不良，心悸气短，四肢无力，体虚多汗，气虚脱肛。

材　　料　黄芪 60 克、黄酒 500 毫升。

制作方法　将黄芪研碎，置容器中，加黄酒，密封浸泡 7 日。每日振摇 1 次，过滤即成。

用　　法　口服。每次服 20 ～ 30 毫升，每日 2 次。

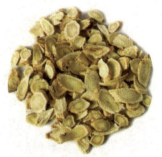

黄芪
健脾补中

山楂龙眼酒

益脾胃，助消化

浸泡10日　每次20～30　每日2次
　　　　　　毫升

来　　源	《药酒汇编》
适应病症	肉食积滞、脾胃不和、脘腹胀满、消化呆滞、面色萎黄等。
材　　料	山楂、龙眼肉各250克，大枣、红糖各30克，白酒1升。
制作方法	将药洗净，去核，沥干，粗碎，置容器中，加红糖和白酒搅匀，密封，浸泡10日，过滤，澄清即可。
用　　法	口服。每次服20～30毫升，每日2次。

药材功效小档案

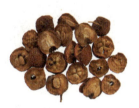

山楂
消食化积，行气散瘀

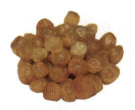

龙眼肉
补益心脾，养血安神

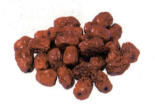

大枣
健脾补气

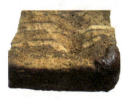

红糖
健脾暖胃，活血化瘀

神仙药酒

行气快膈，开胃消食

浸泡 7 日　每次 15 ～ 20　每日 1 ～ 2 次
毫升

来　源	《清太医院配方》
适应病症	食积气滞证，症见脘腹饱胀不舒、纳呆、嗳气频作等。
材　料	檀香、丁香各 6 克，木香 9 克，砂仁 15 克，茜草 60 克，红曲 30 克，白酒 500 毫升。
制作方法	将药共研粗末，纱布袋装，置容器中，加白酒浸泡，7 日后取浸出液待用。
用　法	口服。每次 15 ～ 20 毫升，每日 1 ～ 2 次。

药材功效小档案

檀香
行气温中，开胃止痛

丁香
补肾助阳

木香
行气止痛

砂仁
化湿开胃，温脾止泻

茜草
活血通经，止咳祛痰

红曲
润肺止咳，润肠通便

便秘

便秘是指大便次数减少，排便间隔时间过长，粪质干结，排便艰难，或粪质不硬，虽有便意，但便出不畅，多伴有腹部不适的病症。引起病变的原因有久坐少动、食物过于精细、缺少纤维素等，导致大肠运动缓慢，水分被吸收过多，粪便干结坚硬，滞留肠道，排出困难。此外，年老体弱，津液不足；或贪食辛辣厚味，胃肠积热；或水分缺乏；或多次妊娠、过度肥胖等，皆可导致便秘。中医认为，便秘主要由燥热内结、气机郁滞、津液不足和脾肾虚寒引起。相关药酒能够调整脏腑功能，理气通便。

桃仁酒

活血润肤，润肠通便

 煮 10 分钟　 每次 20 ～ 30 毫升　 每日 2 次

来　　源	《太平圣惠方》
适应病症	产后血虚便秘，皮肤粗糙、老化等。
材　　料	桃仁 100 克、白酒 500 毫升。
制作方法	将桃仁捣成泥状，加入白酒，文火煮 10 分钟，即可。
用　　法	口服。每次服 20 ～ 30 毫升，每日 2 次。
禁　　忌	孕妇忌用。

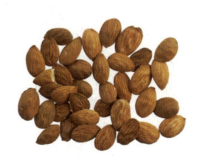

桃仁
润肠通便

双耳酒

滋阴生津，益气补脑

浸泡24 小时　　每次20～30 毫升　　每日2次

来　　源	《药酒汇编》
适应病症	体虚气弱，大便燥涩，虚热口渴，食欲缺乏，腰酸等。
材　　料	白木耳、黑木耳各20克，白酒3.5升，冰糖40克。
制作方法	将双耳用温水泡发，沥干切丝；文火煮沸米酒，加入双耳丝，煮约30分钟，取下候冷，密封；浸泡24小时，过滤，加冰糖，溶后即成。
用　　法	口服。每次服20～30毫升，每日2次。

药材功效小档案

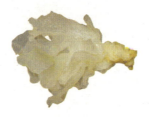

白木耳
清热健胃，通便

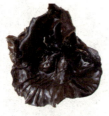

黑木耳
补气养血

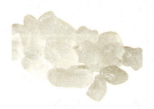

冰糖
化痰止咳

秘传三意酒

滋阴润燥

浸泡7日

适量饮用

来　　源　《松崖医经》

适应病症　阴虚血少，头晕口干，大便偏干燥等。

材　　料　枸杞子、生地黄各500克，火麻子仁300克，白酒3.5升。

制作方法　将药捣碎入布袋，置容器中加白酒，密封，浸泡7日后，过滤即可。

用　　法　口服。每日适量饮用，中病即止。

药材功效小档案

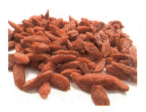

枸杞子
滋补肝肾

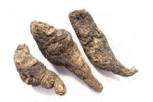

生地黄
清热凉血

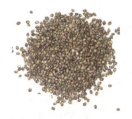

火麻子仁
润肠通便

黄连绿豆枸杞酒

清热，利湿，明目

浸泡
12 日

每次
15 毫升

每日
2 ~ 3 次

来　源	《寿世青编》
适应病症	体内湿热引起的面赤，口渴，烦躁，便秘等。
材　料	黄连、绿豆、枸杞子各 20 克，白酒 500 毫升。
制作方法	将绿豆捣碎，黄连切小片，与枸杞子、白酒共放容器中，密封浸泡 12 日即可。
用　法	每日 2 ~ 3 次，每次 15 毫升。
禁　忌	脾胃虚寒者忌用，阴虚津伤者慎用。

药材功效小档案

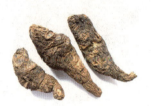

生地黄
清热凉血

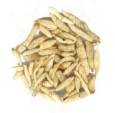

麦冬
益胃生津

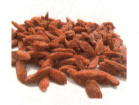

枸杞子
滋补肝肾

胃痛

　　胃痛又称胃脘痛，是以上腹部反复发作性疼痛为主的疾病。由于疼痛部位近心窝部，古人又称"心痛""胃心痛""心腹痛""心下痛"等。疼痛多是因"不通"，即不通则痛，其病因繁多，其中以气滞与血瘀为多见。

　　中医在临床治疗时将胃痛分为虚证、实证，实证以寒凝气滞、饮食积滞、肝郁气滞、瘀血阻络为多，虚证则以脾胃虚寒为常见。对于寒凝气滞、脾胃虚寒者，药酒用之尤宜。如淫羊藿肉桂酒、人参药酒等。对肝胃不和引起的胃痛，常用佛手、玫瑰花等行气药物配制药酒，借酒性以行药势，如佛手酒等。血瘀阻络者，可用活血化瘀药配制，如丹参酒等。

香菜酒

温中和胃，理气止痛

浸泡 5 日　每次 15 ～ 20　每日 2 次
　　　　　　毫升

来　　源　《民间验方》

适应病症　胃寒疼痛。

材　　料　新鲜香菜 250 克、葡萄酒 500 毫升。

制作方法　将香菜切段，入葡萄酒中，密封浸泡 5 日，去香菜，饮葡萄酒。

用　　法　每日 2 次，每次 15 ～ 20 毫升，或胃痛发作时温服 20 毫升。

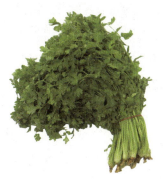

香菜
健脾开胃

玫瑰露酒

疏肝理气，止痛和胃

浸泡 1 个月以上　　每次饮 1 ~ 2 小盅

来　　源	《东方药膳》
适应病症	肝胃不和所致胃脘胀痛或刺痛，连及两胁，嗳气频繁，食欲缺乏等。
材　　料	鲜玫瑰花 350 克、冰糖 200 克、白酒 1.5 升。
制作方法	鲜玫瑰花，加白酒和冰糖密封，浸泡 1 个月以上，过滤，贮存。
用　　法	随意饮，每次饮 1 ~ 2 小盅。

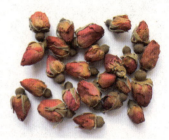

鲜玫瑰花
疏肝解郁

佛手酒

疏肝理气，和脾温胃

浸泡 10 日　　每次 3 ~ 5 毫升

来　　源	《食物疗法》
适应病症	胃气虚寒，胃腹冷痛，慢性胃炎。
材　　料	佛手 300 克、白酒 1 升。
制作方法	将佛手洗净，用清水润透，切成 1 厘米正方形小块；风吹略收水汽，放入坛内，注入白酒，封口浸泡；每隔 5 日摇动 1 次，10 日后即可开坛，滤去药渣即成。
用　　法	口服。每次服用 3 ~ 5 毫升。

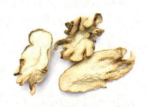

佛手
理气和中

灵脂酒

散瘀止痛

调匀顿服

每日3次

来　源	《奇效良方》
适应病症	血瘀引起的胃痛。
材　料	五灵脂、延胡索、没药各50克，黄酒适量。
制作方法	将药加工成细末，盛瓶备用。
用　法	取药末6克，黄酒30毫升，调匀顿服。每日3次。
禁　忌	胃热者不宜。

药材功效小档案

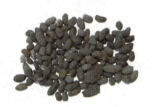

五灵脂
活血散瘀

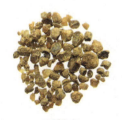

延胡索
活血散瘀，理气止痛

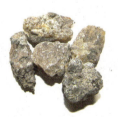

没药
消肿生肌，散血祛瘀

淫羊藿肉桂酒

温脾肾，散寒止痛

隔水蒸
4～5 小时

每次 10～20
毫升

早、晚温服

来　　源	《普济方》
适应病症	脾肾两虚，脘腹冷痛，食欲不佳，腰酸体弱。
材　　料	淫羊藿 100 克，陈皮 15 克，黑豆、肉桂、淡豆豉各 30 克，连皮槟榔 3 枚，生姜 3 片，葱白 3 根（切），黄酒 1 升。
制作方法	将药捣碎，纱布袋盛，扎口，浸于酒中，密封；用文火隔水蒸 4～5 小时，取出待冷，即可饮用。
用　　法	口服。每日早、晚各温服 10～20 毫升。
禁　　忌	支气管哮喘发作期、心脏病引起的咳喘均禁用。

药材功效小档案

淫羊藿
补肾阳，强筋骨

陈皮
燥湿化痰

淡豆豉
解表，宣郁，解毒

黑豆
健脾利湿

肉桂
温阳固卫

连皮槟榔
行气利水

生姜
散寒解表

葱白
发表散寒，通阳宣窍

泄泻

　　泄泻是以大便次数增多，粪质稀薄，甚至泻出如水样为临床特征的一种脾胃肠病症。泄与泻在病情上有一定区别，粪出少而势缓，若漏泄之状者为泄；粪大出而势直无阻，若倾泻之状者为泻，然近代多泄、泻并称，统称为泄泻。在临床表现上，泄泻又分寒湿泄泻、湿热泄泻、伤食泄泻、脾肾虚泻等类型。药酒用于这类疾病，以寒者用之为多，如党参酒等。

荔枝酒

益气健脾，养血益肝

 浸泡 7 日

 每次 20 ～ 30 毫升

 每日 2 次

来　　源	《药酒汇编》
适应病症	脾胃虚寒，中气不足所致的胃脘痛及泄泻，食欲缺乏，妇女子宫脱垂，寒疝等。
材　　料	鲜荔枝肉（连核）500 克、白酒 1 升。
制作方法	将药置容器中，加白酒，置阴凉处，密封，浸泡 7 日后即成。
用　　法	口服。每次服 20 ～ 30 毫升，每日 2 次。

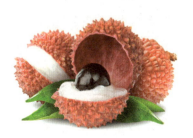

鲜荔枝肉
温中止痛，养血健脾

地瓜藤酒

行气清热，活血除湿

浸泡 7 日　每次 30 毫升　每日 2 次

来　　源	《药酒汇编》
适应病症	腹泻，痢疾，消化不良，黄疸，白带，痔等。
材　　料	地瓜藤根 750 克、白酒 1.5 升。
制作方法	将药切碎，置容器中，加白酒，密封，浸泡 7 日后，过滤，即成。
用　　法	口服。每次服 30 毫升，每日 2 次。

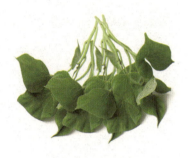

地瓜藤根
清热利湿，活血通络

党参酒

健脾补气

浸泡 14 日　每次 10 ～ 20 毫升　早、晚各 1 次

来　　源	《药酒验方选》
适应病症	脾虚泄泻，食少便溏，倦怠乏力。
材　　料	党参 1 支、白酒 500 毫升。
制作方法	将党参拍出裂缝，置容器中，白酒浸泡，密封，14 日后开启饮用。
用　　法	口服。每次 10 ～ 20 毫升，早、晚各 1 次。

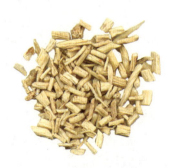

党参
补脾益肺，生津养血

白药酒

健脾燥湿

 浸泡14日   每次15～20毫升   每日2次

来　源	《良朋汇集》
适应病症	脾虚食少，食后腹满，小便不利，大便溏泄。
材　料	茯苓、白术、天花粉、怀山药、芡实、牛膝、薏苡仁各15克，白豆蔻9克，白酒5升。
制作方法	将药捣碎入布袋，置容器中，加白酒，密封，隔日摇动1次，浸泡14日后，过滤去渣即成。
用　法	口服。每次服15～20毫升，每日2次。
禁　忌	支气管哮喘发作期、心脏病引起的咳喘均禁用。

药材功效小档案

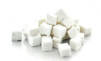

茯苓
健脾利湿

白术
健脾益气

天花粉
清热生津，润燥降火

怀山药
益气养阴

芡实
固肾涩精，补脾止泄

牛膝
活血祛瘀

薏苡仁
健脾利湿

白豆蔻
温中止呕，开胃消食

腹胀、腹痛

　　腹胀是指腹部胀满。腹痛是指胃脘以下，耻骨毛际以上部位发生疼痛。二者有时可同时存在。腹胀属虚者多因脾胃虚弱，脾阳失运所致，属实者多因热结肠胃所致。腹痛常因感受六淫之邪、虫积、食滞所伤，导致气滞血瘀，或气血亏虚、经脉失荣等引起。

　　治疗本病的药酒，常用吴茱萸、丁香、附子、肉桂、姜、豆蔻等药配成，多用于寒性腹痛腹胀，如茱萸姜豉酒等。寒实内结，胀满疼痛俱重者，在配制药酒时，又常加用除积导滞之品，如屠苏酒、秦艽酒等，在使用时须加以注意。

虎杖桃仁酒

破瘀通经，利湿祛风

浸泡 3 日　　每次 50 毫升　　每日 3 次

来　　源	《药酒汇编》
适应病症	猝发腹痛，痛不可忍等。
材　　料	虎杖根 60 克、桃仁 9 克、黄酒 500 毫升。
制作方法	将药共同捣烂，置容器中，加黄酒，密封，浸泡 3 日，过滤，备用。
用　　法	口服。每次服 50 毫升，每日 3 次。

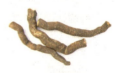

虎杖根
清热解毒

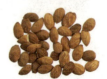

桃仁
活血祛瘀

茱萸姜豉酒

温阳散寒，疏肝理气

浸泡 7 日

每次 10 毫升

来　　源　《外台秘要》

适应病症　寒性腹痛。

材　　料　吴茱萸 100 克、生姜 150 克、豆豉 50 克、白酒 500 毫升。

制作方法　将药捣碎，置容器中，加白酒，密封，浸泡 7 日后，过滤，备用。
　　　　　或将药与酒同煮至半，去渣备用。

用　　法　口服。每次服 10 毫升，无效再服。

药材功效小档案

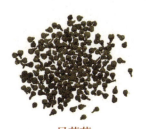

吴茱萸
清热润燥

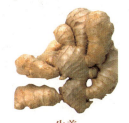

生姜
散寒解表

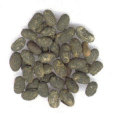

豆豉
解表，解毒

头痛

　　头痛是临床上常见的一种症状，可由多种疾病引起。中医认为"头为诸阳之会"，五脏精华之血，六腑清阳之气皆上汇于此，故凡外感六淫之邪或脏腑经络病变都可引起头痛，因而临床上将头痛分为外感头痛和内伤头痛两大类。因外感而引起的头痛，多为风邪所致或夹有风邪，而酒能辛散风邪，故多用酒与其他疏风止痛药物相配，用于治疗外感头痛。头痛因内伤引起者有血瘀、血虚、痰浊、气虚、肝阳上亢等原因，因酒能温通经络、散瘀血，故尤宜于治疗血瘀头痛，以及病久入络的头风病。此类药酒可选用药材很多，如川芎、赤芍可活血化瘀，理气止痛；羌活、白芷、细辛可散风止痛。

白菊花酒

清肝明目，疏风解毒

浸泡 7 日　每次 15 ～ 20 毫升　每日 2 次

来　　源	《苏颂图经》
适应病症	头痛日久不愈、时发时止、视物昏花、头发干枯、心胸烦闷等。
材　　料	白菊花 150 克、白酒 1500 毫升。
制作方法	将菊花装纱布袋，扎紧，与白酒置入容器中，密封浸泡 7 日即成。
用　　法	口服。每日 2 次，早、晚各 1 次，每次 15 ～ 20 毫升。
禁　　忌	乙醇过敏，皮肤病，肝疾病，手术后消化系统溃疡等忌服。

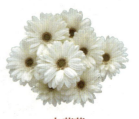

白菊花
清热解毒

红花川芎酒

活血化瘀，通经止痛

浸泡 1 周　　每次 10 ～ 15 毫升

来　　源	《食物疗法》
适应病症	血瘀经络之头痛、身痛、心痛、痛经，以及跌打损伤所致的痛症。
材　　料	红花、川芎、川牛膝各 10 克，白酒 500 毫升。
制作方法	川芎、川牛膝切片，与红花装入酒瓶中浸泡，密封，每日摇晃数次，1 周后即可饮用。
用　　法	口服。每次服用 10 ～ 15 毫升。
禁　　忌	有出血倾向者忌服。

药材功效小档案

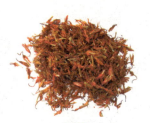

红花
活血通经，散瘀止痛

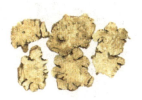

川芎
活血行气，祛风止痛

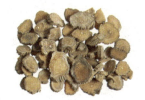

川牛膝
泄下降浊，活血祛瘀

白芷藁本酒

辛温解表，祛风止痛

煮 5 ~ 10 分钟

每次 30 毫升

每日 3 次

来　源	《经验方》
适应病症	外感风寒，头痛身疼。
材　料	白芷、藁本、川芎、羌活各 15 克，米酒 500 毫升。
制作方法	药碎成粗粉，装白纱布袋，扎口，米酒浸泡 10 分钟，加热煮沸后转文火再煮 5 ~ 10 分钟；熄火，待冷后将药袋压榨取汁，与药酒合并，即成。
用　法	温服。每次 30 毫升，每日 3 次。
禁　忌	外感风热，咽喉肿痛者不宜用。

药材功效小档案

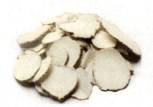

白芷
祛风湿

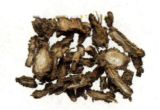

藁本
祛风散寒，除湿止痛

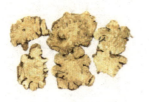

川芎
活血行气，祛风止痛

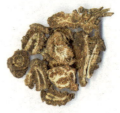

羌活
散表寒，祛风湿

眩晕

　　眩晕即头晕眼花，眩者目昏眩，晕者头旋转。眩晕是临床常见症状，多见于高血压、低血压、贫血、脑血管病，以及美尼尔氏症等病的过程中。眩晕发作时，轻者闭目可止，片刻即过；重者不能站立，并常伴恶心、呕吐、汗出，以致昏仆等症。其病因或外感六淫，或内伤七情，致使阴阳气血失和而发作。对那些久病内伤，反复发作的患者，可选用药酒治疗，尤其是对于血压高、肝肾阴虚、肝阳上亢而又嗜酒的患者，最为适合。治疗本症的药酒常选用菊花、枸杞子、熟地黄、生地黄、当归、杜仲、黄芩、山茱萸、山药、天麻、石菖蒲、桑椹、五味子、丹参、防风等药材。

松花酒

益气健脾，养血益肝

浸泡10日　每次20毫升　早、晚各1次

来　源	《鸡鸣录》
适应病症	体质虚弱，头昏目眩，中虚胃痛，皮肤时作麻木不适等。
材　料	松花粉100克、陈酒1000毫升。
制作方法	于4～5月马尾松开花时，摘雄球花，晒干，搓下花粉，去杂质，蒸熟；用绢布包裹，与酒同置容器中，密封浸泡10日后即成。
用　法	口服。早、晚各1次，每次20毫升，加温后服用。
禁　忌	血虚、内热者慎服，多食发上焦热病。

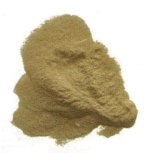

松花粉
祛风益气

人参大补酒

大补元气，滋肝明目

浸泡 15 日

每次 20 毫升

每日 2 次

来　　源	《临床验方集》
适应病症	身体虚弱，头晕目眩，神经衰弱，腰膝酸软等。
材　　料	人参 1 克、熟地黄 5 克、枸杞子 18 克、白酒 500 毫升。
制作方法	将药捣碎，入布袋，置容器中，加白酒，密封，浸泡 15 日，过滤，加冰糖，即成。
用　　法	口服。每次服 20 毫升，每日 2 次。

药材功效小档案

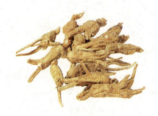

人参
补气养血

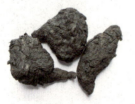

熟地黄
养血填精

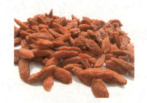

枸杞子
滋补肝肾

归元酒

补虚益损，养血安神

浸泡 21 日　每次 15 ～ 30 毫升　每日 2 次

来　　源	《药酒汇编》
适应病症	头晕目眩，心悸不安，血虚乏力。
材　　料	当归、甘菊花各 30 克，龙眼肉 180 克，枸杞子 60 克，白酒 1.5 升。
制作方法	将前 4 味捣碎，入布袋，置容器中，加白酒，密封，浸泡 21 日，过滤，即成。
用　　法	口服。每次服 15 ～ 30 毫升，每日 2 次。

——— 药材功效小档案 ———

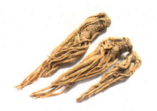

当归
养血柔肝

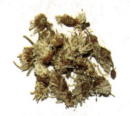

甘菊花
平肝明目，散风清热

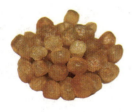

龙眼肉
补益心脾，养血安神

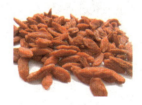

枸杞子
滋补肝肾

失眠、健忘

　　失眠通常指入睡困难或睡眠障碍（易醒、早醒和再入睡困难）。造成失眠的原因较多，包括七情所伤、心脾两虚、痰热内扰、胃气不和、血虚肝旺以及外感邪热等。健忘则为记忆减退，容易忘事。中医认为"心主神明"，故健忘和失眠在中医病症中都属于心系疾病，与心血不足，神明失舍有关。所以，中医治疗失眠健忘多从养心安神入手。治疗失眠的药酒，大多适用于以虚证表现为主者，如肝肾不足、心脾两虚、血虚肝旺等证，常用丹参、百合等中药。有失眠、健忘症状，应当避免情绪紧张，加强体育锻炼，养成良好的生活习惯，如按时睡觉，不熬夜，睡前不宜饮浓茶、咖啡，忌抽烟。

丹参泡米酒

养血安神

浸泡 15 日

每次 10 毫升

三餐饭前温服

来　　源	《中药制剂汇编》
适应病症	神经衰弱，记忆力衰退，怔忡失眠。
材　　料	丹参 300 克、米酒适量。
制作方法	将丹参切碎，加米酒适量浸渍 15 日，过滤取浸出液；压榨残渣，两液合并，加米酒适量至 1 升，过滤后装瓶。
用　　法	每日 3 次，每次 10 毫升，饭前温服。

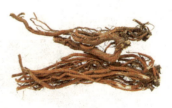

丹参
除烦安神

鸡子阿胶酒

滋阴补血，养心安神

适量温饮

早、晚各 1 次

来　　源	《永乐大典》
适应病症	心悸失眠，体虚乏力，耳鸣目暗等。
材　　料	鸡子（鸡蛋）黄 4 枚、阿胶 40 克、青盐适量、黄酒 500 毫升。
制作方法	鸡蛋打破，按用量去清取黄，备用；黄酒倒坛中，文火煮沸，入阿胶，化尽后再入鸡蛋黄（先搅化），青盐拌匀；煮数沸即离火，待冷，取出入净器中，静置备用。
用　　法	口服。每次适量温饮，每日早、晚各服 1 次。

—— 药材功效小档案 ——

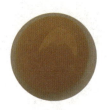

鸡蛋黄
清热解毒，消肿止痛

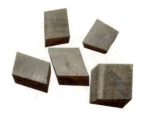

阿胶
滋阴润燥

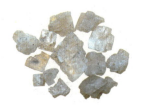

青盐
消炎杀菌

竹叶酒

清心除烦

每次 20 ～ 30 毫升　　每日 2 次

来　　源	《本草纲目》
适应病症	热病后心烦，难以入寐。并有通利小便作用。
材　　料	淡竹叶 150 克、糯米 500 克、甜酒曲适量。
制作方法	将竹叶煎煮取汁，以药汁浸米，同煮熟。摊凉，加酒曲拌匀，置温暖处发酵，做成甜酒酿。
用　　法	口服。每日 2 次，每次 20 ～ 30 毫升。
禁　　忌	阳虚内寒，症见怕寒、肢冷、下利、水肿、脉沉者忌服。

药材功效小档案

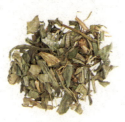

淡竹叶
清热润燥

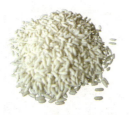

糯米
补脾暖胃，补中益气

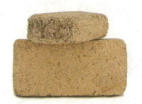

甜酒曲
清热解毒

面瘫

面瘫，即面神经麻痹。中医称为"口眼喎斜"，春、秋两季发病率较高。可发生于任何年龄，而多数患者为20～40岁，男性略多。导致面瘫的原因很多，中医认为多由脉络空虚，风寒之邪乘虚侵袭阳明、少阳脉络，导致经络受阻所致，以突发面部麻木、口眼喎斜为主要表现。若久治不愈，则新血不生，血虚不能濡养筋脉肌肉，而成抽搐、挛缩的内风之象。

松叶防风酒

祛风除湿

浸泡2日

随量饮用

来　源	《圣济总录》
适应病症	口眼喎斜，语声不出，关节不利。
材　料	松叶、防风各250克，白酒1.5升。
制作方法	将诸药粗碎，置容器中，加白酒，每日振摇1～2次，密封浸泡2日，去渣留液
用　法	口服。不拘时候，随量饮用，头面出汗为度。

松叶
祛风通络

防风
祛风解表

息风止痉酒

息风止痉

每日1剂

分2次服

来　　源	《民间百病良方》
适应病症	面瘫，中风口噤，四肢强直，角弓反张，肌肤麻木。
材　　料	天麻、钩藤各15克，羌活、防风各10克，黑豆（炒）30克，黄酒200毫升。
制作方法	将药研为粗末，置容器中，加黄酒，密封，置火上煮沸即止。过滤，候温，备用。
用　　法	口服。每日1剂，分2次服或徐徐灌服。

药材功效小档案

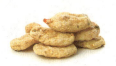

天麻
息风止痉

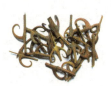

钩藤
清热平肝，息风定惊

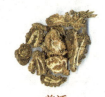

羌活
解表散寒，祛风除湿

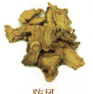

防风
祛风解表

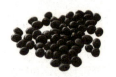

黑豆（炒）
清热利湿，补血养肾

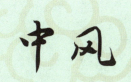

中风

　　中风，以突然昏仆、口眼㖞斜、半身不遂为临床特征。发病轻者，亦可无昏仆而仅见口眼㖞斜，半身不遂，或兼言语不利。因其病起急骤，变化迅速，与自然界风之善行而数变相类似，故名中风，亦称脑卒中。

　　中风有经络中风、脏腑中风之分。经络中风症状表现为口眼㖞斜、肌肤麻木、半身不遂、语言不利等。本病多由肝肾不足，血虚失养，痰热上扰，肝风内动等引发。因酒有和血活血之功，可引诸药直走血分，"治风先治血，血行风自灭"，药酒治疗本病主要用于治疗中经络者，以及中风后遗症者。本病急性期不宜用药酒治疗，有高血压和脑出血患者应慎用。

芥子酒

温中散寒，利气豁痰

每次 20 ~ 30 毫升　　每日 2 次

来　　源	《本草纲目》
适应病症	痰饮咳喘，胸胁胀满疼痛，反胃呕吐，中风不语，肢体痹痛麻木等。
材　　料	白芥子 250 克、白酒 1 升、黄酒 2 ~ 3 升。
制作方法	将白芥子研成粗末，装纱布袋，放器皿中；倒入白酒浸泡 3 日，再入黄酒浸泡 3 日。去掉药袋，澄清，即可。
用　　法	口服。每日 2 次，每次 20 ~ 30 毫升。

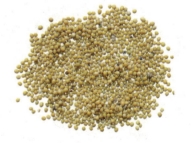

白芥子
温肺化痰，通络止痛

乌鸡酒

活血养血，柔筋通络

每日 1 ～ 3 次

来　　源	《饮膳正要》
适应病症	肢体或肌肤麻木，关节僵直等。
材　　料	雄乌鸡 1 只、白酒 2.5 升。
制作方法	先将鸡烫洗去毛，开膛，去肠杂，洗净，用酒煮鸡，将酒熬至 1 升，去鸡，取酒。
用　　法	口服。每日 1 ～ 3 次，佐餐饮，或定时饭前饮。

药材功效小档案

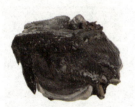

雄乌鸡
滋补肝肾，益气补血

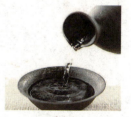

白酒
舒筋活血

坐骨神经痛

　　坐骨神经痛是指以坐骨神经通路及其分布区的疼痛为主的病症。多见腰部、臀部、大腿后侧、小腿后外侧及足背外侧疼痛。中医认为，坐骨神经痛发作受内、外因影响，内因是肝肾不足、气血虚弱、营卫不固；外因是风寒湿邪入侵，外邪阻塞于经络中，不通则痛。所以，坐骨神经痛的治疗原则是益气补血、祛风散寒、活血化瘀、祛湿通络。

松花酒

祛风湿，通经络

 浸泡 30 日

 每次 20 毫升

 每日 3 次 空腹服用

来　　源	《元和纪用经》
适应病症	坐骨神经痛、风湿性关节炎、多发性神经炎等。
材　　料	松花（松树刚抽出的嫩花心，状如鼠尾）250 克、白酒 1000 毫升。
制作方法	将松花切碎，入纱布袋，扎紧，放酒中浸泡，密封。每日摇晃 1 次，30 日后滤取酒液，装瓶备用。
用　　法	口服。每次 20 毫升，每日 3 次，空腹服用。

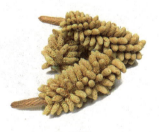

松花
消肿解毒

复方鸡血藤酒

养血活血，舒筋通络

浸泡 14 日　　每次 20 毫升　　每日 2 次

来　　源	《民间百病良方》
适应病症	筋骨不舒疼痛，腰膝冷痛，跌打损伤，风寒湿痹。
材　　料	鸡血藤 120 克，桑寄生、川牛膝各 60 克，白酒 1.5 升。
制作方法	将药研为粗末，纱布袋装，入白酒中浸泡，14 日后即得。
用　　法	口服。每次服 20 毫升，每日 2 次。

药材功效小档案

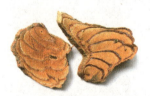

鸡血藤
活血补血，舒筋活络

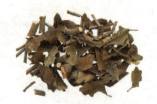

桑寄生
祛风湿，强筋骨

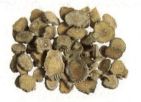

川牛膝
活血祛瘀，强筋健骨

冠心病

　　冠心病是冠状动脉硬化性心脏病的简称，为中老年人常见疾病之一。心绞痛是冠心病的一个类型，以胸骨后（膻中部位）和左胸部疼痛为主要表现，常伴有胸闷气憋，是由于心脏的冠状动脉硬化，阻塞血流，心肌缺血缺氧所致。心绞痛中医称之为卒心痛、真心痛，中医病因病机常有寒凝、血瘀、热结、痰阻、气滞，以及阴阳气血偏虚等。

　　用药酒治疗冠心病、心绞痛，在中国有悠久的历史，早在汉代张仲景就将酒用于治疗胸痹，创造了瓜蒌薤白白酒汤等名方。后世医家又创制了不少药酒方，其中以温通化瘀行气较为普遍，用于治疗寒凝、血瘀、气滞等原因引起者，传统药酒例如肉桂酒、干姜酒、丹参酒等。近年来，又有许多新的药酒问世。

灵芝酒

滋补强壮

 浸泡 15 日以上

 每次约 5 毫升

 每日 1～2 次

来　　源　《中国古代养生长寿秘法》

适应病症　身体虚弱，智力减退；冠心病、心绞痛、神经衰弱、老年慢性气管炎、肝炎等。体弱老人可久服。

材　　料　灵芝 100 克、白酒 1 升。

制作方法　将灵芝洗净，切成细块，置于净瓶中，入白酒浸泡 15 日以上。

用　　法　每日 1～2 次，每次约 5 毫升。

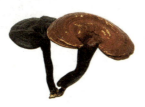

灵芝
补气安神

灵丹三七酒

益气，活血

浸泡 15 日　每次 15 ～ 20　每日 2 次
毫升

来　　源	《民间验方》
适应病症	冠心病，高血脂，动脉硬化。
材　　料	灵芝片 30 克、丹参 15 克、三七 5 克、白酒 500 毫升。
制作方法	将药轧碎，放入酒中，密封浸泡，每日摇动 1 次，15 日后可以服用。
用　　法	口服。每日 2 次，每次 15 ～ 20 毫升。

药材功效小档案

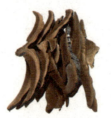

灵芝片
保肝解毒，抗衰老

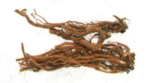

丹参
祛瘀止痛

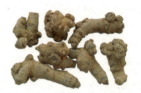

三七
止血，散瘀，消肿，定痛

丹参桃红酒

活血通经，化瘀止痛

 煎煮 20 ~ 30 分钟

 每次 1 份

 每日 2 次 温热顿服

来　　源　《民间验方》

适应病症　冠心病，轻度心绞痛。

材　　料　丹参20克，红花、桃仁各10克，川芎、地龙各5克，当归6克，黄酒300毫升，水300毫升。

制作方法　将各药加入酒、水，煎煮 20 ~ 30 分钟，去渣，分为 2 份。

用　　法　口服。每日 2 次，每次 1 份，温热顿服。

禁　　忌　孕妇及月经期女性不宜服用。

药材功效小档案

丹参
祛瘀止痛

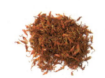

红花
活血通经，散瘀止痛

桃仁
活血祛瘀

川芎
活血行气

地龙
清热定惊，降血压

当归
活血化瘀

风湿性关节炎

　　中医把风湿病归为痹病，属于"痹症""历节风"范畴，有风痹、寒痹、湿痹及热痹（急性风湿热）四型。风痹型关节炎的特点是关节疼痛游走不定；湿痹型关节炎的特点是湿邪内侵影响关节，关节拘挛，屈伸不利，活动不便，肢体沉重；热痹型关节炎的特点是关节红肿灼热，疼痛拒按，伴有发热、出汗、口渴、尿短赤等热证；寒痹型关节炎喜热怕凉，局部拘挛，痛如锥刺，痛处不移。该病的治疗原则是正气固卫、祛风散寒、化寒温通，可选具有祛风除湿、活血化瘀、通络止痛功效的药酒。如风寒湿痹，可以遵医嘱使用壮骨药酒等；风湿热痹，可以遵医嘱使用舒筋活络酒等。

雪莲花酒

兴阳壮肾，除风湿

浸泡 7 日　　每次 15 毫升　　每晚睡前服

来　　源	《食物疗法》
适应病症	风湿性关节炎，肾虚阳痿。
材　　料	雪莲花 90 克、白酒 500 毫升。
制作方法	将雪莲花泡入白酒中，密封，每日摇动数次，7 日后即可饮用。
用　　法	口服。每晚睡前服 15 毫升，不可过量。
禁　　忌	下焦湿热者不宜服用。

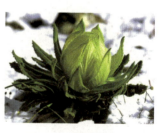

雪莲花
祛风湿，强筋骨

牛膝独活酒

祛风湿，止腰腿痛

 浸泡 30 日

 每次 10 ~ 30 毫升

 巳时服用为佳

来　　源	《备急千金要方》
适应病症	腰腿疼痛，发凉，腿足屈伸不利，麻木，肝肾两亏，风寒湿痹。
材　　料	牛膝 45 克，独活、秦艽各 25 克，桑寄生 30 克，杜仲 40 克，人参 10 克，当归 35 克，白酒 1 升。
制作方法	将药洗涤后切碎，入纱布袋，缝口，置入酒中。浸泡 30 日后，过滤，备用。
用　　法	每日 1 次，每次 10 ~ 30 毫升，以巳时（上午 9 ~ 11 时）服用为佳。

药材功效小档案

牛膝
清热润燥

独活
祛风除湿，通痹止痛

秦艽
祛风湿

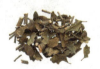

桑寄生
祛风湿，强筋骨

杜仲
补肝肾，壮腰膝

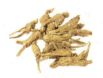

人参
补脾益肺

当归
活血化瘀

生石斛酒

利关节，坚筋骨

浸泡 7 日

温服 60 毫升

日服 3 次
夜服 1 次

来　　源	《外台秘要》
适应病症	风痹脚弱，腰胯疼冷。
材　　料	石斛、生地黄各 1500 克，牛膝 500 克，杜仲、丹参各 400 克，酒 10 升。
制作方法	将药装入绢袋，加白酒，入器中，浸泡 7 日。
用　　法	饭前温服 60 毫升，日服 3 次，夜服 1 次。
禁　　忌	忌芜荑。

药材功效小档案

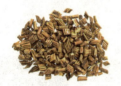

石斛
益胃生津

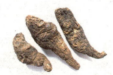

生地黄
清热凉血

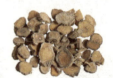

牛膝
祛风，活血祛瘀

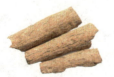

杜仲
补肝肾，壮腰膝

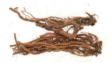

丹参
祛瘀止痛

痿症

痿症是指肢体筋脉弛缓，手足痿软无力的一种病症。引起痿症的原因有热病伤阴，筋脉失养；或湿热浸淫筋脉肌肉；或肝肾阴亏，精血不足；或瘀血阻滞经络，筋脉失养等。中医根据具体的临床表现，将其分为皮痿、骨痿、筋痿、肉痿和脉痿等。《黄帝内经》有"脾主四肢肌肉""肝主筋"等说法，因此治疗痿症多以补脾、滋肝肾为主，同时常配合活血化瘀通络；如伴有风湿者，还当驱风除湿。常用的药酒有当归酒等。痿症患者应保持心情舒畅，适当锻炼；饮食宜选择高蛋白、富含维生素、钙、锌、磷脂和微量元素的食物，如瘦牛肉、瘦猪肉、瘦排骨、淡水鱼虾、鸡蛋、豆制品、牛奶、木耳、蘑菇等。忌食海鲜、羊肉、咖啡等生冷、辛辣性食物，忌烟酒刺激。

千年健酒

祛风除湿，强筋健骨

 浸泡 17 日　 每次 20 毫升　 每日 2 次

来　　源	《民间验方》
适应病症	风湿痹痛，筋骨无力，老年下肢痿软，行走不便等。
材　　料	千年健 20 克、白酒 1 升。
制作方法	将千年健切碎，装酒瓶中，倒白酒，密封浸泡 10 日，每日摇动 1 次，7 日后过滤澄清即可。
用　　法	口服。每日 2 次，每次 20 毫升。

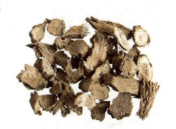

千年健
祛风湿，壮筋骨

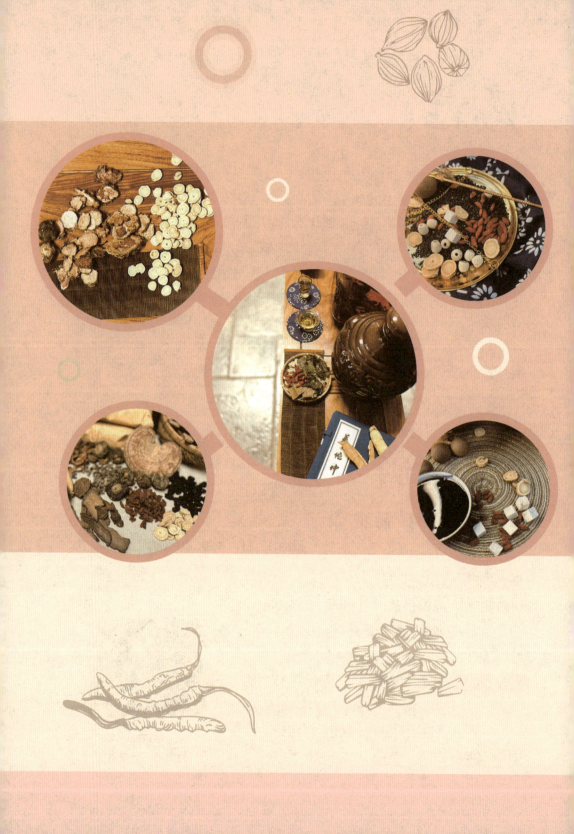

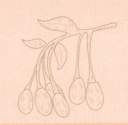

第四章

外科疾患祛病药酒

对症调理，无病一身轻

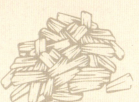
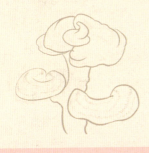

颈椎病

颈椎病，是由于颈部长期劳损，颈椎及其周围软组织发生病理性改变或骨质增生等，导致颈神经根、颈部脊髓、椎动脉及交感神经受到压迫或刺激而引起的一组复杂的症候群。主要症状是颈部疼痛、感觉发木，有人会有头晕、恶心。

颈椎病在中医学属"痹证"范畴，多为人到中年，气血渐亏，阳气渐衰，卫外不固，风寒湿邪乘虚而入，阻滞经脉；或因跌打损伤，经络受损，瘀血内停；或因积劳成疾，肝肾亏损而成颈椎病。中医一般都从补肝肾、强筋骨、活血舒筋入手治疗颈椎病，宜用散风祛湿、活血化瘀、舒筋止痛功效的药酒，多用续断、骨碎补、川牛膝、鸡血藤、当归、泽兰叶、威灵仙等药材。

茄皮鹿角酒

温经通络

浸泡10日　　适量服用　每日2～3次

来　　源　《中国食疗学》

适应病症　颈椎病。

材　　料　茄皮120克、鹿角霜60克、烧酒500毫升。

制作方法　将药加入烧酒中浸泡10日，过滤，加赤砂糖适量，待溶化，即可。

用　　法　口服。适量服用，每日2～3次。

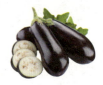
茄皮
止痛化瘀

鹿角霜
强筋健骨

羌活防风酒

祛风胜湿，益气活血

 浸泡 14 日　 每次 20 毫升　 每日 2～3 次

来　　源	《经验方》
适应病症	颈椎病，颈项、肩臂疼痛，肢麻不适或头晕目眩等。
材　　料	羌活、防风各 30 克，姜黄、赤芍、黄芪各 20 克，当归 15 克，甘草（炙）10 克，白酒 1.5 升。
制作方法	将药碎成粗粉，纱布袋装，扎口，倒白酒浸泡 14 日；取出药袋，压榨取液，与药酒混合，静置，过滤，即得。
用　　法	口服。每次 20 毫升，每日 2～3 次。

药材功效小档案

羌活
解表散寒，祛风除湿

防风
祛风解表

姜黄
滋补肝肾

赤芍
养阴行瘀，止痛凉血

黄芪
益气固表

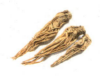

当归
活血化瘀

甘草（炙）
温阳补气

鹿丹酒

补肾通络，养血柔筋

浸泡2周　　每次15～30　　每日2次
　　　　　　毫升

来　　源	《民间验方》
适应病症	颈椎病。
材　　料	鹿衔草、丹参、熟地黄、当归、白芍、川芎、薏苡仁、威灵仙各30克，白酒2升。
制作方法	将药研粗末，入酒中，密封浸泡2周，经常摇动，启封，去药渣，贮瓶备用。
用　　法	口服。每次15～30毫升，每日2次。

药材功效小档案

鹿衔草
补肾强骨

丹参
祛瘀止痛

熟地黄
养血填精

当归
活血化瘀

白芍
养血补血，养阴平肝

川芎
活血行气，祛风止痛

薏苡仁
健脾利湿

威灵仙
祛风除湿，通络止痛

肩周炎

　　肩周炎又称"漏肩风""五十肩""冻结肩"，是以肩关节疼痛和活动不便为主要症状的常见病症。中医认为，肩周炎的发病与气血不足、外感风寒湿邪及闪挫劳伤有关，肩周筋脉不畅，致使气血不通而痛，遂生骨痹。中医治疗肩周炎通常采用祛风散寒、解痉通络，活血化瘀的原则。药酒可改善患部的血液循环，加速渗出物的吸收，起到通络止痛的作用。常用药材有桑枝、秦艽、羌活、桂枝、鸡血藤等。如细辛生姜酒中，细辛能祛风、散寒、通窍止痛，老姜能够散寒解表，两者配伍有通痹祛邪之功效。

细辛生姜酒

通痹祛邪，消肿止痛

每晚 1 次

趁温外敷

来　　源	《四川中医》
适应病症	肩周炎、跌打损伤。
材　　料	细辛 80 克、老生姜 300 克、60 度高粱白酒 100 毫升。
制作方法	将细辛研末，生姜洗净，混合杵成泥，在铁锅内炒热；加白酒调匀，微炒，将药铺于纱布上，即可使用。
用　　法	外用。将制好药的纱布趁温敷于患处。每晚 1 次，5 ～ 14 日可痊愈。
禁　　忌	热盛出血患者、湿盛中满及大便溏泄者、气虚多汗者慎用，热病及阴虚、血虚者禁用。不宜与藜芦同用。

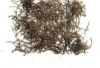
细辛
祛风止痛

老生姜
活血驱寒

鸡蛇酒

祛风散寒，行气活血

浸泡 4 个　　每次 20 ～ 50　每日 3 次
半月　　　　毫升

来　源　《四川中医》

适应病症　肩关节周围炎。

材　料　鸡血藤、桂枝、杜仲各 30 克，乌梢蛇 20 克，红花 10 克，白酒 2.5 升。

制作方法　将药浸酒中，5 月初封坛埋入 50 厘米深的土中，9 月中旬起坛开封。

用　法　口服。每次 20 ～ 50 毫升，每日 3 次，并可用药酒外敷按摩治疗。

药材功效小档案

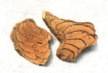

鸡血藤
活血补血，舒筋活络

桂枝
温经通脉

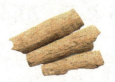

杜仲
补肝肾，壮腰膝

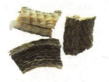

乌梢蛇
祛风通络，除湿毒

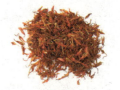

红花
活血通经，散瘀止痛

腰痛

腰痛一病,外感、内伤均可发生,病机为风寒湿热、气滞血瘀壅滞于经络,或肾精亏损、筋脉失养。因腰为肾府,故以肾虚为本,风寒湿热、气滞血瘀为标,虚者补肾壮腰为治,实者祛邪活络为法,临证应分清标本缓急,分别选用散寒、除湿、清热、理气、化瘀、益精、补肾等法,若虚实夹杂,又当攻中兼补,或补中兼攻,权衡施治。药酒配合膏贴、针灸、按摩、理疗等法可收到较好的效果。泡药酒可用当归、牛膝、独活、杜仲、丹参等药材。

另外,生活中注意劳逸结合,避免外伤、感受外邪等,有助于预防腰痛的发生。

凤仙花酒

通经活络,活血消肿

每次 15 毫升

每日 2 次

来　　源	《家庭保健膳食精选》
适应病症	慢性风湿性关节炎、腰痛。
材　　料	凤仙花 200 克、黄酒 600 毫升。
制作方法	将凤仙花焙干研末,浸于酒中即可。
用　　法	口服。每日 2 次,每次 15 毫升,饮前摇匀。

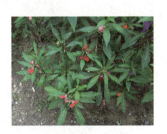

凤仙花
祛除风湿

肾着酒

通阳利湿

白酒 50 毫升煮 3 ~ 6 克药末

热饮
每日 3 次

来　　源	《金匮要略》
适应病症	肾阳虚，寒湿凝滞腰部脉络引起的身重，腰部冷痛似肿，如坐水中，不渴，小便正常的病症。
材　　料	肉桂 30 克，白术、茯苓各 50 克，甘草 15 克，白酒适量。
制作方法	将诸药共研细末，装瓶备用。
用　　法	每日 3 次，每次取药末 3 ~ 6 克，以白酒 50 毫升调匀，用文火煮 5 ~ 6 沸，热饮，顿服。

药材功效小档案

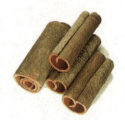

肉桂
温阳固卫

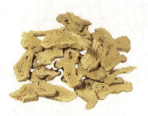

白术
健脾益气

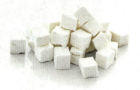

茯苓
健脾利湿

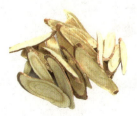

甘草
补脾益气，润肺止咳

胡桃酒

补肾，壮筋骨，乌须发

 浸泡 14 日　 每次 20 毫升　 每日 2 次

来　　源　《寿世青编》

适应病症　肾气虚弱，腰痛如折，或腰间似有物重坠，坐起艰难，或小便频数清长。

材　　料　核桃仁 120 克，补骨脂、杜仲（炒）各 60 克，小茴香 20 克，白酒 1.5 升。

制作方法　杜仲切细，与诸药碎成粗粉，纱布袋装，扎口，白酒浸泡；14 日后取出药袋，压榨取液，与药酒混合，静置过滤，即得。

用　　法　口服。每次 20 毫升，每日 2 次。

药材功效小档案

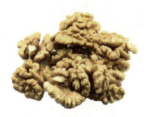

核桃仁
补肺肾，润肠通便

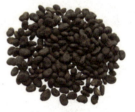

补骨脂
补肾强腰膝

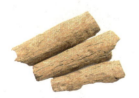

杜仲（炒）
补肝肾，壮腰膝

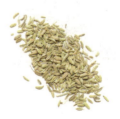

小茴香
祛寒止痛，理气和胃

杜仲丹参酒

活血行气，益肾补肝

浸泡 15 日　　每次 15 ~ 30　　早、晚
　　　　　　　毫升　　　　　各 1 次

来　　源	《外台秘要》
适应病症	腰膝酸痛。
材　　料	杜仲、丹参各 150 克，川芎 90 克，白酒 3 升。
制作方法	将药材切成 1 厘米，放容器中，加白酒，密封浸泡 15 日，去渣饮用。
用　　法	口服。每日早、晚各 1 次，每次 15 ~ 30 毫升。
禁　　忌	阴虚火旺者忌服，症见烦躁易怒、两颧潮红、口干。

药材功效小档案

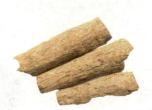

杜仲
补肝肾，壮腰膝

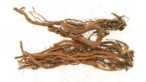

丹参
祛瘀止痛

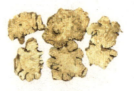

川芎
活血行气，祛风止痛

羌活酒

祛风湿，壮腰

 每次 30 毫升　 每日 2 次温饮

来　源	《圣济总录》
适应病症	腰肌劳损，腰痛强直，难以俯仰。
材　料	羌活 60 克、独活 30 克、五加皮 40 克、生地黄 150 克、黑豆 200 克、米酒 2 升。
制作方法	羌活、独活、五加皮捣成粗粒。生地黄煎汤约 200 毫升，黑豆炒熟；将药入米酒中，黑豆趁热下，置于火上 2 ~ 3 沸，取下待冷，去渣，过滤。
用　法	每日 2 次，每次温饮 30 毫升。

药材功效小档案

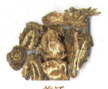

羌活
解表散寒，祛风除湿

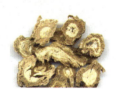

独活
祛风除湿，通痹止痛

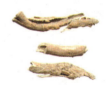

五加皮
壮筋骨，祛湿消肿

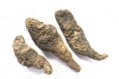

生地黄
清热凉血

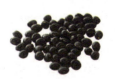

黑豆
健脾利湿

腰椎间盘突出症

中医把腰椎间盘突出症归为"腰痹"的范畴，病因分内因和外因，内因是肝肾亏损，气血不足；外因是跌仆闪挫，瘀血阻络，气血不通，不通则痛。对于腰椎间盘突出症，除了注意站姿、坐姿和加强锻炼外，也可以配制一些药酒来缓解症状，防止复发。

腰椎间盘突出症药酒方，主要选择活血化瘀疏通经络、补肾强壮腰骨的药物。中医治疗此病初期宜服活血化瘀、舒筋通络药；恢复期可服补肾壮筋药。泡酒的药材多选用麻黄、桂枝、羌活、北细辛等温通太阳经脉之品。

桂心酒

温阳散寒

浸泡 7 日　每次 5 ~ 10 毫升　每日 2 次

来　源	《普济方》
适应病症	肾气虚冷、腰脚疼痛不可忍（腰椎间盘突出症属寒证者）。
材　料	桂心 15 克、白酒 500 毫升。
制作方法	将桂心研成细末，装纱布袋，扎紧，浸于白酒中，密封，每日摇晃 1 次，7 日即可使用。
用　法	口服。每次 5 ~ 10 毫升，每日 2 次，饭前空腹用米粥送服。
禁　忌	阴虚火旺，里有实热，血热妄行出血及孕妇均禁服。

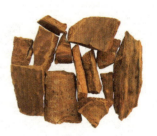

桂心
温经止痛

软组织损伤

软组织损伤是一种由于牵拉、挤压或长期超负荷工作引起骨组织损伤的疾病，是常见的骨科疾病。典型症状为疼痛、肿胀、畸形、功能障碍。软组织损伤属中医跌打损伤的范畴。中医治疗这种病有许多经验并总结了许多方法，原则为活血散瘀、行气止痛、消肿。患者可根据个人病因、病情及临床表现的不同，选择具有活血通络、舒筋行气功效的药酒进行调理。

苏木行瘀酒

行血祛瘀，止痛消肿

每次 1 份

每日 3 次
空腹温服

来　　源	《民间单验方选编》
适应病症	跌打损伤，肿痛。
材　　料	苏木 70 克、白酒 500 毫升。
制作方法	将苏木捣碎，锅内倒入水、酒各 500 毫升，煎煮，取 500 毫升。候温，过滤，分 3 份。
用　　法	口服。每次 1 份，每日 3 次，将酒温热空腹服用。
禁　　忌	孕妇忌饮此酒。

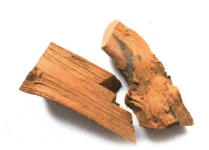

苏木
祛瘀通经

樟脑麝香酒

活血化瘀，消肿止痛

共浸泡
10日

每次15～20
分钟

涂擦患处
及其周围

来　　源　《药酒汇编》

适应病症　骨关节扭伤，软组织损伤。

材　　料　樟脑、红花、生地黄、血竭各10克，三七、薄荷各3克，冰片、麝香各0.2克，白酒500毫升。

制作方法　将红花、生地黄、三七、薄荷共研粗末，纱布袋装，倒入白酒；浸泡7日后，取出药袋，压榨取液，与药酒混合，过滤；滤液中再加樟脑、血竭、冰片、麝香，搅匀，密封；每日振荡1次，3日后启封使用。

用　　法　涂擦患处及其周围，每次15～20分钟。

药材功效小档案

樟脑
温散止痛

红花
活血通经，散瘀止痛

生地黄
清热凉血

血竭
活血定痛，化瘀止血

三七
止血散瘀，消肿定痛

薄荷
疏肝理气

冰片
清热止痛

麝香
止血，散瘀，消肿，定痛

化瘀止痛酒

活血化瘀，止痛

煮 15 ~ 20
分钟

每次 10 ~ 20
毫升

每日 3 次
空腹温饮

来　　源　《验方新编》

适应病症　跌打损伤，腹有瘀血。

材　　料　牡丹皮、肉桂各 30 克，桃仁 10 克，生地黄汁 250 毫升，白酒 500 毫升。

制作方法　将桃仁、牡丹皮、肉桂捣为细末，与生地黄汁和酒在砂锅中用文火煎煮 15 ~ 20 分钟，取下待冷，过滤，储藏。

用　　法　口服。每日 3 次，每次 10 ~ 20 毫升，空腹温饮。

药材功效小档案

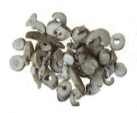

牡丹皮
消炎镇痛，活血化瘀

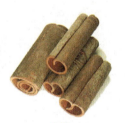

肉桂
温阳固卫

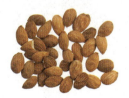

桃仁
活血祛瘀

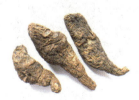

生地黄汁
清热凉血

寄奴酒

消肿定痛，止血续筋

浸泡 10 日
以上　　每次 10 ～ 15
毫升　　早、晚各
服 1 次

来　　源　《民间秘方治百病》

适应病症　跌打挫伤，瘀血肿痛。

材　　料　刘寄奴、骨碎补、延胡索各 60 克，白酒 500 毫升。

制作方法　将药切成小块，与白酒同置容器中，密封浸泡 10 日以上即成。

用　　法　口服。每日早、晚各服 1 次，每次服 10 ～ 15 毫升。

禁　　忌　孕妇忌服。

药材功效小档案

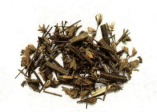

刘寄奴
散瘀止痛

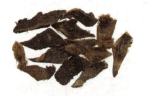

骨碎补
补肾，接骨，行血

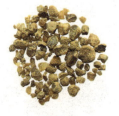

延胡索
活血散瘀，理气止痛

痔

痔是指直肠下段或肛管的静脉丛充血并肿大而形成的疾病。如发生在齿状线以上的叫内痔，在齿状线以下的叫外痔，内外均有的为混合痔。中医认为，痔主要是由于饮食不节，燥热内生，下迫大肠，以及久坐、负重、远行等，气血运行不畅而致瘀血，热与血相搏，气血纵横，筋脉交错，结滞不散而形成痔疮。

在治疗上，通常是针对引起该病的风、热、湿、燥等原因采用清热凉血、利湿解毒、益气活血等方法进行辨证治疗。选择具有补肾活血、软坚散结、消炎功效的药酒，即可缓解其症状。

鸡冠花酒

凉血止血

浸泡 5 ～ 7 日

每次 30 ～ 50 毫升

每日 1 次 清晨温热服

来　　源	《中药大辞典》
适应病症	痔漏肠风下血，赤白下痢，吐血，咯血，血淋等。
材　　料	鸡冠花 180 克、米酒 1 升。
制作方法	将鸡冠花末、米酒同放入瓶中，封口，浸泡 5 ～ 7 日后开启，过滤，即可。
用　　法	口服。每次 30 ～ 50 毫升，每日 1 次，清晨将酒温热服用。

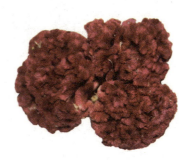

鸡冠花
收敛止血

苦参酒

清热解毒，利湿消肿

每次 100 毫升　　每日 3 次

来　源	《民间验方》
适应病症	痔疮肿痛。
材　料	苦参、蒲公英、土茯苓各 30 克，黄酒 300 毫升。
制作方法	用黄酒和水 300 毫升将药煎至减半，去渣，备用。
用　法	口服。每次服 100 毫升，每日 3 次。

药材功效小档案

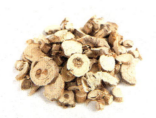

苦参
清热燥湿

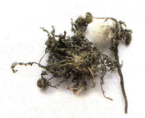

蒲公英
清热解毒

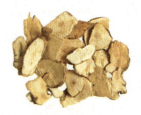

土茯苓
清热利湿，通利关节

大黄地榆酒

清热凉血，解毒利湿

每次 150 毫升　　每日 3 次

来　　源	《民间验方》
适应病症	痔疮肿痛便血。
材　　料	大黄、土茯苓各 15 克，地榆 30 克，蒲公英 20 克，黄酒 300 毫升。
制作方法	将药用水 450 毫升煎至 150 毫升，再入黄酒煮沸，过滤，备用。
用　　法	口服。每次服 150 毫升，每日 3 次。

药材功效小档案

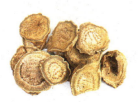

大黄
祛瘀，解毒

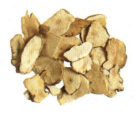

土茯苓
清热利湿，通利关节

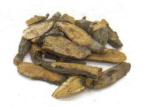

地榆
消肿敛疮

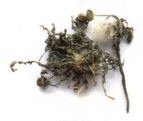

蒲公英
清热解毒

脉管炎

脉管炎全称为血栓闭塞性脉管炎，是一种进展缓慢的以肢体疼痛、行走障碍、末梢厥冷、肢端溃烂等为主要表现的周围中小动、静脉闭塞性炎症，属中医的"脱骨疽""十指零落"等范畴。主要致病原因为脾肾阳虚，寒湿侵袭，脉络凝滞。脉管炎在治疗上宜和营活血、温经通络，兼以滋阴降火、和营解毒，可选用具有温经散寒、活血通络及消肿止痛功效的药酒。

丹参酒

补气活血

浸泡 15 ～ 30 日　每次 10 ～ 20毫升　每日 2 次饭前服

来　　源	《食物疗法》
适应病症	冠心病心绞痛，女性月经不调，血栓闭塞性脉管炎等。
材　　料	丹参 30 克、白酒 500 毫升。
制作方法	丹参洗净，切薄片，纱布袋装，扎口；将纱布袋放入容器，倒入白酒，密封浸泡 15 ～ 30 日，即可。
用　　法	口服。每日 2 次，每次 10 ～ 20 毫升，饭前饮用。

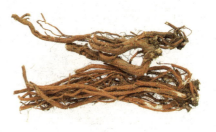

丹参
祛瘀止痛

红灵酒

活血散寒

 浸泡 10 日

 揉擦 5 ～ 10 分钟

 每日 1 ～ 2 次

来　　源	《实用中医外科学》
适应病症	冻疮、血栓性脉管炎及软组织损伤等。
材　　料	当归 60 克，肉桂、红花、花椒、干姜各 30 克，樟脑、细辛各 15 克，高度白酒 1 升。
制作方法	将当归、肉桂、干姜加工成粗粒，诸药同入容器，倒入白酒；密封浸泡 10 日，去渣，即可。
用　　法	外用。用药酒涂擦患处，揉擦 5 ～ 10 分钟，每日 1 ～ 2 次。

药材功效小档案

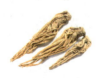

当归
活血化瘀

肉桂
温阳固卫

红花
活血通经，散瘀止痛

花椒
温中散寒

干姜
温中止痛

樟脑
温散止痛

细辛
解表散寒

鹤膝风

鹤膝风在中医指结核性关节炎。患者膝关节肿大，像仙鹤的膝部。以膝关节肿大疼痛，而股胫的肌肉消瘦为特征，形如鹤膝，故名鹤膝风。病由肾阴亏损，寒湿侵于下肢、流注关节所致。大多由"历节风"发展而成。中医治疗鹤膝风通常采用补肾养血、温经散寒、托里透脓的原则。

紫荆皮酒

祛风通络

每日 1 剂　　分 2 次服

来　　源	《本草纲目》
适应病症	鹤膝风。
材　　料	紫荆皮 9 克、白酒 40 毫升。
制作方法	将紫荆皮用白酒煎至减半，去渣，待用。
用　　法	口服。每日 1 剂，分 2 次服。

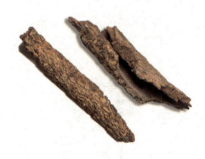

紫荆皮
活血通经

芪斛酒

益气养阴，散寒通络

每日 1 剂

分 3 次服

来　　源　《药酒汇编》

适应病症　鹤膝风。

材　　料　黄芪 240 克，金钗石斛、薏苡仁各 60 克，牛膝 15 克，肉桂 16 克，白酒 300 毫升。

制作方法　将药加水 500 毫升煎至 200 毫升，加白酒，煎数沸后，待温，去渣，备用。

用　　法　口服。每日 1 剂，分 3 次服，药后拥被而卧。

———— 药材功效小档案 ————

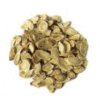
黄芪
温阳固卫

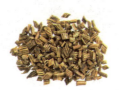
金钗石斛
益胃生津

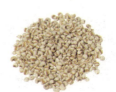
薏苡仁
健脾利湿

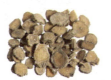
牛膝
补肝肾，强筋骨

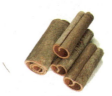
肉桂
温阳固卫

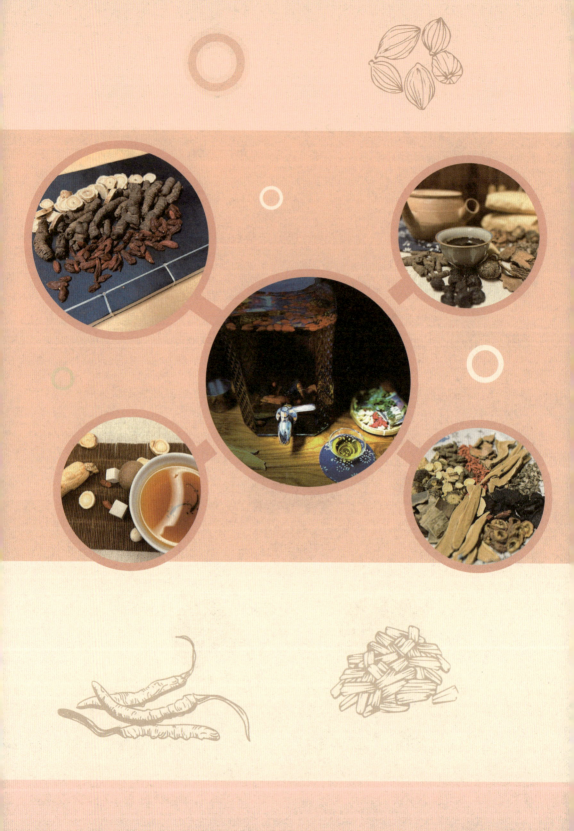

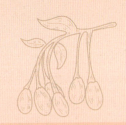

第五章

皮肤科疾患祛病药酒

内调外养少烦恼

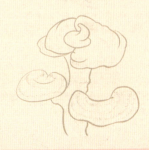

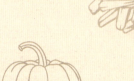

疣

疣是一种发生在皮肤浅表的良性赘生物。因其皮损形态及部位不同，而名称各异。如发生于手指、手背、头皮等处，称千日疮、疣目、枯筋箭或瘊子；发于颜面、手背、前臂等处，称为扁瘊；发于胸背，皮损中央有脐窝的赘疣，称为鼠乳；发于足跖部，称跖疣；发于颈及眼睑，呈细软丝状突起，称为丝状疣或线瘊。

疣多由风热毒邪搏于肌肤而生；或怒动肝火、肝旺血燥、筋气不荣、肌肤不润所致。各种疣的治疗以外治为主，皮损多的疣目与扁瘊可配合内治。可选用有活血祛风、散结、去疣功效的药酒，常用到的药材有板蓝根、苍耳子、土大黄、土荆皮、地肤子、海桐皮、蛇床子等。

薏苡仁酒

清热利湿

浸泡 2 周

每次 20 毫升

每日 2 次

来　源　《中医外科临床手册》

适应病症　扁平疣。

材　料　紫草、薏苡仁各 200 克，白酒 2 升。

制作方法　薏苡仁碎成粗粉，与紫草混合，用白酒浸泡，2 周后过滤即得。

用　法　口服。每次 20 毫升，每日 2 次。

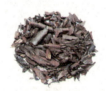
紫草
活血解毒

薏苡仁
解毒散结

消疣液

消炎，散结，去疣

 浸泡 1 个月

 搽疣表面 5 分钟

 每日 3 次

来　源　《浙江中医杂志》

适应病症　寻常疣。

材　料　土大黄 500 克，土荆皮 360 克，地肤子、海桐皮、蛇床子各 120 克，蛇蜕 12 克，高粱酒 5 升。

制作方法　将药捣碎，置容器中，加高粱酒，密封，浸泡 1 个月，即可。

用　法　外用。取药液涂疣表面 5 分钟，须稍用力，每日 3 次，连续用药 3 ~ 6 周。

药材功效小档案

土大黄
清热解毒

土荆皮
祛瘀通络，抗菌止痒

地肤子
清热解毒

海桐皮
祛风湿，通络止痛

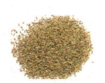

蛇床子
燥湿，祛风

蛇蜕
祛风，解毒

斑秃

　　斑秃为一种头部毛发突然发生斑块状脱落的慢性皮肤病。脱发区域呈圆形、椭圆形或地图状、大小不等，边界清楚，脱发处头皮光滑无炎症，而其周围头发易拔除。中医认为，此病与肝肾不足、血热生风、血瘀毛窍有关。血热风燥证，治宜凉血息风、养阴护发；气滞血瘀证，治宜通窍活血；气血两虚证，治宜益气补血；肝肾不足证，治宜滋补肝肾，外治可选用鲜毛姜、斑蝥酊、补骨脂酊、辣椒酊等外搽，并配合其他疗法治疗。

白芷酒

温通气血，调和营卫

| 浸泡7日 | 早、中、晚各1次 | 外涂患处 |

来　　源　《浙江中医杂志》

适应病症　斑秃，白癜风。

材　　料　白芷15克、75%乙醇100毫升。

制作方法　将白芷碾成粗末，浸泡于乙醇内7日，弃渣取液，备用。

用　　法　外涂患处，每日早、中、晚各1次。

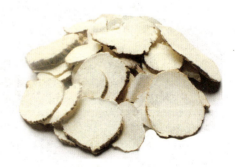

白芷
祛风止痒

熟地枸杞沉香酒

补肝肾，益精血

浸泡 10 日

每次 10 毫升

每日 3 次

来　　源　《补品补药与补益良方》

适应病症　肝肾精血不足所致的脱发，白发，健忘，甚至斑秃。

材　　料　熟地黄、枸杞子各 60 克，沉香 6 克，白酒 1 升。

制作方法　将药捣碎，置容器中，加白酒，密封，浸泡 10 日后，过滤，即成。

用　　法　口服。每次服 10 毫升，每日 3 次。

药材功效小档案

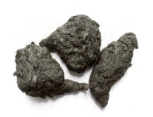

熟地黄
养血填精

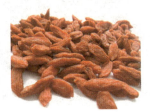

枸杞子
滋补肝肾

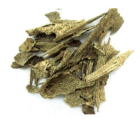

沉香
行气止痛，温中止呕

冻疮

冻疮是冬季常见外科病症，常因寒盛阳虚，气血凝滞引起。现代医学认为，冻疮是由于人体受冻后血气不旺、贫血等原因造成瘀血。因为瘀血，所以有肿；因为瘀血，所以有痒。根治冻疮的唯一办法就是打通瘀血，瘀血打通了，肿才能消，痒才能止，冻疮才能根治。

中医认为，本病的发生是由于患者阳气不足，外感寒湿之邪，使气血运行不畅，瘀血阻滞而发病，可选用具有温、补、通作用的药物，温可散寒，补能助阳，通则活脉。药酒治疗冻疮有较好效果，内服、外用均可选用。

透骨消酒

活血散寒，祛风除湿

浸泡 14 日　　每日涂搽 4 次　　外用

来　源　《民间验方》

适应病症　冻疮。内服亦治疗风湿痹痛，下肢瘫痪。

材　料　金荞麦 60 克、白酒 500 毫升。

制作方法　金荞麦又名透骨消，将其切碎，浸于白酒中，密封，14 日即成。

用　法　外用。涂搽患处，每日涂搽 4 次。

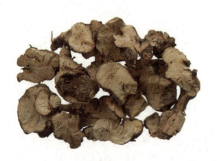

金荞麦
清热解毒，排脓祛瘀

压疮

　　压疮是因床、轮椅、石膏模型、夹板或其他硬物压迫骨骼突出部位上面的皮肤，导致长期缺血和刺激引起的皮肤损害。加快压疮愈合，能提高患者生存质量，增强护理效果。治疗压疮可用有清热解毒、活血祛瘀、去腐生肌功效的药酒，红花有活血化瘀之功效，如红当酒、红花当归酊、参红酒可起到预防、治疗压疮的作用。

红当酒

通络止痛，消散瘀肿

浸泡1个月　每日按摩涂搽　外用
　　　　　　　4～6次

来　　源	《云南中医杂志》
适应病症	压疮。
材　　料	红花、当归尾各30克，50%医用乙醇1000毫升。
制作方法	将药材切片，放入乙醇中。浸泡1个月后，过滤去渣，即可使用。
用　　法	外用。少许涂于受压部位，用大、小鱼际肌在受压部位由轻至重环形按摩3～5分钟，再用滑石粉或爽身粉，每日4～6次。

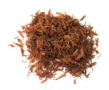

红花
活血通经

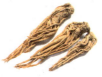

当归尾
活血祛瘀

红花当归酊

活血凉血

浸泡 4 ~ 5 日

每日按摩涂
搽 2 ~ 3 次

来　　源　《山东医药》

适应病症　压疮。

材　　料　红花 15 克，当归、赤芍各 12 克，紫草 9 克，60% 乙醇 500 毫升。

制作方法　将药切碎，置容器中，加入乙醇，密封，浸泡 4 ~ 5 日后即可取用。

用　　法　外用。局部按摩涂搽，每日 2 ~ 3 次。

药材功效小档案

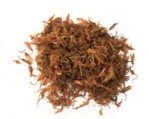

红花
活血通经，散瘀止痛

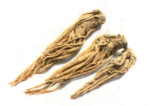

当归
养血柔肝

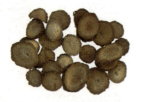

赤芍
滋补肝肾

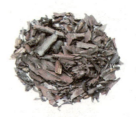

紫草
补气养血

参红酒

祛瘀活血，行气通络

 浸泡 1 个月以上　 外用涂擦

来　　源　《甘肃中医》

适应病症　压疮。

材　　料　丹参、红花、川芎各 10 克，50% 乙醇 500 毫升。

制作方法　将药共研末，置入乙醇中，密封，浸泡 1 个月以上即可取用。

用　　法　外用。

①用于预防：每 2 ~ 3 小时翻身，在骨骼隆起受压处，涂擦药液 1 次，3 ~ 5 分钟后用滑石粉外敷。

②用于治疗：早期 (即瘀血红润期)，每日涂擦 4 ~ 6 次。水疱或者皮肤已溃烂期 (即压疮期)，在其周围，每日涂擦药液 6 ~ 8 次，保持疮面清洁，同时用棉圈保护疮面，防止局部再次受压。

药材功效小档案

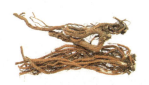

丹参
祛瘀止痛

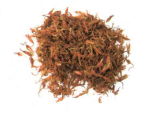

红花
活血通经，散瘀止痛

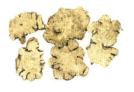

川芎
活血行气，祛风止痛

丹毒

丹毒为皮肤网状淋巴管感染性疾病，因其色如涂丹，故称丹毒。其特点是病起突然，局部皮肤忽起红斑，迅速蔓延成鲜红一片，稍高出皮肤表面，边界清楚，压之红色减退，放手又显红色；表皮紧张光亮，灼热肿痛，有的可出现瘀斑、水疱，间有化脓或皮肤坏死。丹毒治疗以凉血清热、解毒化瘀为总则，可选用具有温肾祛湿、祛风理气、活血通络功效的药酒。

满天星酊

祛风，解毒，杀虫

浸泡 7 日

反复涂搽
5 ~ 10 分钟

每日
2 ~ 3 次

外用

来　源	《中草药通讯》
适应病症	丹毒。
材　料	鲜满天星 250 克、雄黄 6 克、75% 乙醇 100 毫升。
制作方法	将鲜满天星洗净、去杂质、晾干、切碎，置容器中，加乙醇，密封；浸泡 7 日后，将药捣烂，以纱布绞取汁，加入雄黄（研末）溶化，混匀，即成。
用　法	外用。用时先视丹毒的蔓延走向，在末端离病灶约 1 寸处开始涂圆形，由内到外，反复涂搽 5 ~ 10 分钟，每日 2 ~ 3 次。

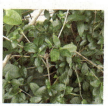
鲜满天星
清热解毒

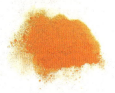
雄黄
解毒杀虫

神经性皮炎

　　神经性皮炎又名慢性单纯性苔藓，是一种以阵发性剧痒和皮肤苔藓样病变为特征的慢性炎症性皮肤病，本病好发于颈侧、项部、背部、肘部、膝部、股内侧、会阴、阴囊等处。初起时为局部皮肤瘙痒，无皮疹。之后因为搔抓或摩擦，局部出现苔藓样病变。患处皮肤干燥，浸润肥厚，表面可有抓伤、血痂及轻度色素沉着。皮疹若局限在某一部位，称局限性神经性皮炎；皮疹若广泛分布至全身，称为播散性神经性皮炎。

　　此症多因精神紧张、兴奋、忧郁及神经衰弱等，致使气血失调、阴气耗伤、血虚燥热；或脾胃湿热，复感风邪，蕴于肌肤而发病。本病治疗时宜疏肝清热、疏风止痒。

羊蹄根酒

杀虫止痒

 浸泡 7 日

 每日涂搽 2 ～ 3 次

 外用

来　　源	《赵炳南临床经验集》
适应病症	神经性皮炎（干癣），手癣（鹅掌风），甲癣（鹅爪风），落屑性脚癣（脚蚓症），体癣（钱癣）。
材　　料	羊蹄根 300 克、75% 乙醇 600 毫升。
制作方法	将药切碎，置容器中，加乙醇，密封，浸泡 7 日后，过滤，备用。
用　　法	外用。用棉签蘸药液涂搽患处，每日 2 ～ 3 次。
禁　　忌	慎勿入口。

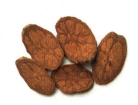

羊蹄根
杀菌止痒

红花酊

活血，除湿，止痒

浸泡 7 日　　每日涂搽 3 ~ 4 次

来　源	《浙江中医杂志》
适应病症	神经性皮炎，皮肤瘙痒症，慢性皮炎，湿疹，结节性痒疹，酒渣鼻等。
材　料	红花、冰片、樟脑各 10 克，白酒 500 毫升。
制作方法	将药置容器中，加白酒，密封，每日振荡 1 次，浸泡 7 日后，过滤，即成。
用　法	外用。涂搽患处，每日 3 ~ 4 次。
禁　忌	治疗期间禁酒、禁烟，生活起居要有规律，皮损流水者忌用。

药材功效小档案

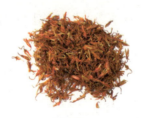

红花
活血通经，散瘀止痛

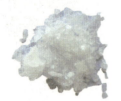

冰片
清热止痛

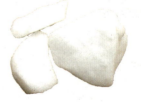

樟脑
温散止痛

止痒酒

利湿，杀虫，止痒

 浸泡 7 ~ 14 日　 外用涂搽

来　　源	《中药制剂汇编》
适应病症	神经性皮炎，牛皮癣。
材　　料	白鲜皮、土荆芥、苦参各 150 克，白酒适量。
制作方法	将药碎成粗粉，置器内，加白酒，密封，浸泡 7 ~ 14 日；过滤，压榨残渣，两液合并，静置 24 小时，过滤，添加白酒至 1 升即可。
用　　法	外用。搽患处。
禁　　忌	治疗期间禁烟酒、辛辣刺激食物。

药材功效小档案

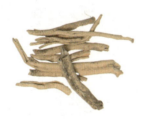

白鲜皮
清热润燥

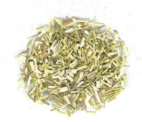

土荆芥
益胃生津

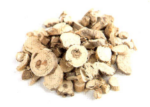

苦参
清热燥湿

177

白癜风

　　白癜风是一种后天性色素脱失的皮肤病。症状是身体暴露、易受摩擦等部位出现白斑，特别是脸部、颈部、腰腹部、手指背部等处。本病发展缓慢，一般无自觉症状，患处皮肤知觉、分泌和排泄功能正常。中医称之为"白驳风"，认为白癜风是由于外感邪毒、内伤服食、情志失常、肺腑紊乱等阴阳失调所致。治疗上大多采用养血活血祛风法，可选用具有滋补肝肾、活血化瘀、疏肝理气、调和气血等功效的药酒。另外，患者宜高维生素饮食，忌烟酒。

补骨脂酊

调和气血，活血通络

浸泡7日　每次5～15　外用每日
　　　　　分钟　　　涂搽2次

来　源	《赵炳南临床经验集》
适应病症	白癜风（白驳风），扁平疣。
材　料	补骨脂300克，75%乙醇600毫升。
制作方法	将药切碎，置于容器中，加入乙醇，密封，浸泡7日后，过滤，即成。
用　法	外用。用棉球蘸药酒涂搽患处，每次5～15分钟。每日涂搽2次。

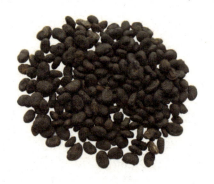

补骨脂
温肾助阳

脚气

　　脚气又称脚弱，以足胫麻木、酸痛、软弱无力为主症，主要因为水寒和湿热之邪侵袭下肢，流溢皮肉筋脉；或饮食失节，损伤脾胃，湿热流注足胫；或因病后体质虚弱，气血亏耗，经脉、经筋失于涵养所致。临床根据其症状表现，主要分为干脚气、湿脚气和脚气冲心等。中医治疗脚气病通常采用养阴、温阳、解毒、舒筋的原则。

乌药酒

理气散寒

浸泡一宿　　每次30毫升　　空腹温服
　　　　　　　　　　　　　　每日2次

来　　源	《世医得效方》
适应病症	脚气。
材　　料	乌药30克、白酒100毫升。
制作方法	用刀刮药为屑，置瓷瓶中，加入白酒，密封，浸泡一宿即可。
用　　法	口服。每次空腹温服30毫升，每日2次。

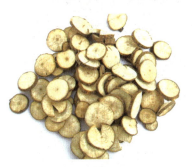

乌药
散寒止痛理气

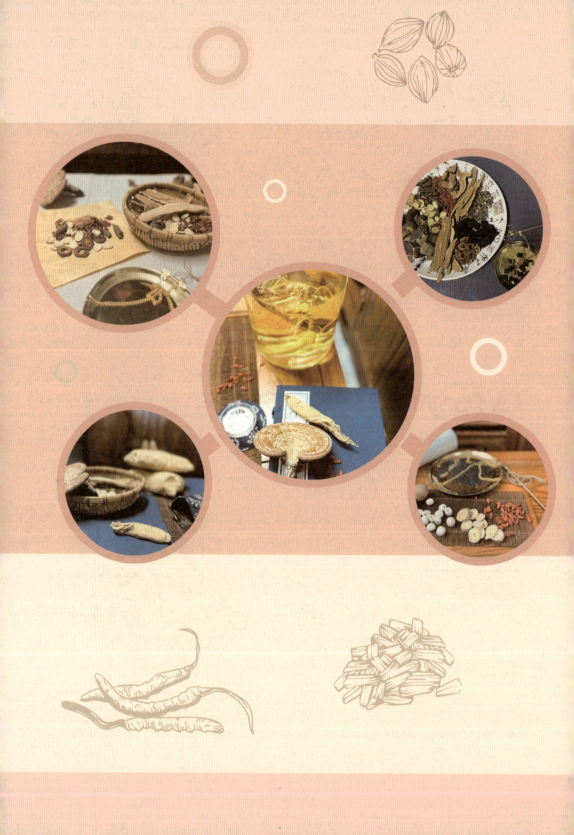

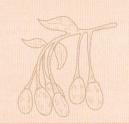

第六章

五官科疾患祛病药酒

耳聪目明，鼻喉畅爽

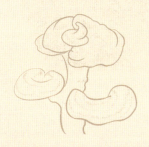

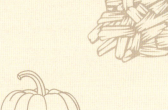

眼疾

中医认为："五脏之气皆上通于眼部，肾有病则瞳子昏暗，甚至失明；肝有病则显现于角膜、虹膜之上，肝实则角膜胀痛，肝虚则内陷而困乏；肺热则结合膜变红，肺虚则干热无光泽；心气虚则眼角干涩酸疼，心有实热则眼角发红而肿胀；脾虚则眼睑浮肿，脾实热则眼睑痛。"

中医一般都从疏风清热、调肝养血，益肾滋阴、健脾益气，助阳活血入手治疗眼疾，选用药酒应在辨证论治的基础上根据不同情况而定。

沙苑子酒

补肝益肾，明目固精

浸泡 12 日　　每次 20 毫升　　每日 2 次

来　源	《经典药酒保健方选粹》
适应病症	腰膝酸痛、视物不明、目暗多泪、遗精早泄、遗尿、尿频、带下。
材　料	沙苑子 75 克、白酒 500 毫升。
制作方法	沙苑子用盐水拌匀，文火炒至微干，研碎，置容器中加酒，密封，浸泡 12 日，去渣留液。
用　法	口服。每日 2 次，每次 20 毫升。

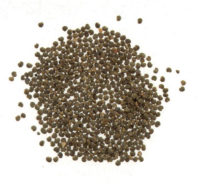

沙苑子
养肝明目

枸杞骨皮酒

滋补肝肾，清热明目

 浸泡 30 日　 每次 15 毫升　 每日 2 次

来　　源	《药酒汇编》
适应病症	视物模糊，腰膝酸软等。
材　　料	枸杞子、蜂蜜各 150 克，地骨皮 30 克，白酒 1.5 升。
制作方法	将药捣碎，置容器中，加白酒和蜂蜜，密封浸泡 30 日，过滤，即成。
用　　法	口服。每次空腹温服 15 毫升，每日 2 次。

药材功效小档案

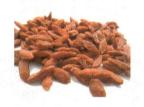

枸杞子
滋补肝肾

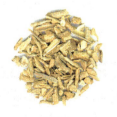

地骨皮
凉血除蒸，清肺降火

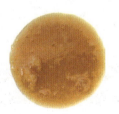

蜂蜜
润肺止咳，润肠通便

183

益肾明目酒

益肝补肾，聪耳明目

浸泡7日　　每次10～15　　早、晚空腹
　　　　　　毫升　　　　　温服

来　　源	《百病中医药酒疗法》
适应病症	肝肾虚亏、耳聋目暗、腰酸腿困、神疲力衰、面容憔悴等。
材　　料	覆盆子50克，巴戟天、肉苁蓉、远志、川牛膝、五味子、川续断各35克，山茱萸30克，白酒1升。
制作方法	将药捣为粗末，入布袋，置容器中，加白酒，密封，浸泡7日后，开封，加冷开水1升，混匀，即可。
用　　法	口服。每次空腹温服10～15毫升，早、晚各服1次。

药材功效小档案

覆盆子
清热润燥

巴戟天
补肾助阳，祛风除湿

肉苁蓉
补肾阳，益精血

远志
养心安神

川牛膝
活血祛瘀，强筋健骨

五味子
养心安神，益气生津

川续断
清热润燥

山茱萸
补益肝肾，涩精固脱

地骨皮酒

滋阴益血，补身延年

每次 10 毫升

每日 3 次

来　　源　《临床验方集》

适应病症　中老年人身体虚弱，目暗多泪，视物不明，或伴有高血压眩晕，夏季身热不适，消渴等。

材　　料　地骨皮、生地黄、甘菊花各 50 克，糯米 1500 克，酒曲适量。

制作方法　将药加水煎取浓汁，糯米浸湿，蒸饭，待温，与酒曲（研细）、药汁拌和，置容器中，保温，如常法酿酒。酒熟除糟，即成。

用　　法　口服。每次服 10 毫升，每日 3 次。

药材功效小档案

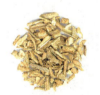

地骨皮
凉血除蒸，清肺降火

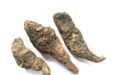

生地黄
清热凉血

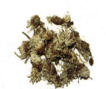

甘菊花
平肝明目，散风清热

糯米
补脾暖胃

酒曲
清热解毒

185

杞菊归地酒

滋阴活血，清肝明目

浸泡 7 日　每次 10 ~ 15　每日 2 次
　　　　　　毫升

来　　源	《药酒汇编》
适应病症	阴血不足，肝脉失养所致的头晕目眩，视力减退，身倦力疲，多梦等。
材　　料	枸杞子、甘菊花各 20 克，当归、熟地黄各 9 克，白酒 1 升。
制作方法	将药洗净晾干，切碎入布袋，置容器中，加白酒，密封，浸泡 7 日，过滤去渣，即成。
用　　法	口服。每次服 10 ~ 15 毫升，每日 2 次。

药材功效小档案

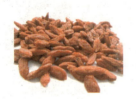

枸杞子
滋补肝肾

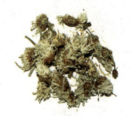

甘菊花
平肝明目，散风清热

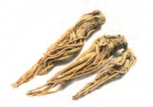

当归
养血柔肝

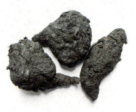

熟地黄
养血填精

耳鸣

　　耳中自觉有蝉鸣或其他各种声响者，叫作"耳鸣"。可分为虚实两种类型。虚证是由于肾阴亏损，"虚火上炎"，常伴有头晕目眩腰痛等症状，诊脉多细弱；如因暴怒伤肝，致肝、胆之火上逆，则耳中暴鸣如钟鼓之声，属于实证。耳鸣多与耳聋伴随出现，大多是耳聋的先兆。饮用相关药酒，可清热降浊，补益肾气，调和脾胃，如鲜桑椹酒可固肾阴、利水消肿，聪耳酒有补肾聪耳之功效，鹿龄集酒可补肾壮阳。

鲜桑椹酒

固肾阴，利水消肿

 浸泡 3 日　　 每次 1 小盅

来　　源	《本草纲目》
适应病症	关节作痛，耳鸣、目眩、口渴，头发白等。
材　　料	鲜桑椹 100 克、白酒 500 毫升。
制作方法	鲜桑椹洗净捣汁，装纱布袋扎紧。置容器中倒入白酒，密封浸 3 日即成。
用　　法	口服。每次 1 小盅。

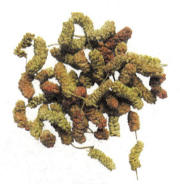

鲜桑椹
滋阴补血

聪耳酒

补肾聪耳

浸泡 10 日

每次 20 毫升

每日 2 次
空腹服用

来　源	《药酒汇编》
适应病症	耳鸣、遗精等。
材　料	核桃仁 60 克、五味子 40 克、蜂蜜 30 克、白酒 1 升。
制作方法	将药捣碎，入布袋，置容器中，加白酒，密封，每日振摇数下，浸泡 10 日后，过滤，加蜂蜜拌匀，即成。
用　法	口服。每次空腹服 20 毫升，每日 2 次。

药材功效小档案

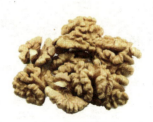

核桃仁
补肺肾，润肠通便

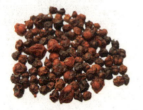

五味子
养心安神，益气生津

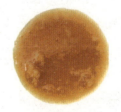

蜂蜜
润肠通便

鹿龄集酒

益气补血，补肾壮阳

 浸泡1个月

 每次10～15毫升

 每日2次

来　　源　《药酒汇编》

适应病症　肾阳虚所致的耳鸣，阳痿，不育症等。

材　　料　肉苁蓉20克，人参、海马、鹿茸各10克，熟地黄15克，白酒1升。

制作方法　人参、鹿茸共为粗末，将药同置容器中，加白酒，密封，浸泡1个月后即可取用。服后添酒，味薄即止。

用　　法　口服。每次服10～15毫升，每日2次。

禁　　忌　感冒发热者忌服。

药材功效小档案

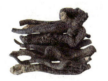

肉苁蓉
补肾阳，益精血

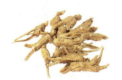

人参
补气养血

海马
滋补肝肾

鹿茸
补肾壮阳，生精益血

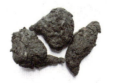

熟地黄
养血填精

耳聋

　　耳为肾的外窍，胆及三焦等的经脉会于耳中，所以一般耳病与此三者关系最为密切。耳聋有虚证和实证之分。虚证耳聋，发病较缓慢，初起的先有听力减退，称为"重听"，其病因为"下元亏损"，肾精不足。实证耳聋，发病骤然，称为"暴聋"，多因外伤、外感风火，或内火上炎所致。耳聋是老年人的常见病，适时地用一些药酒治疗，可收到较好的效果。如蔓荆子有疏散风热、清利头目之功效。

蔓荆酒

疏散风热，开窍通闭

浸泡 7 日　每次 10 ～ 20　每日 2 次
　　　　　毫升

来　　源　《普济方》

适应病症　耳聋，虽久聋亦瘥。

材　　料　蔓荆子（微炒）100 克、白酒200 毫升。

制作方法　将蔓荆子捣碎，置容器中，加白酒密封，浸泡 7 日后，过滤，即成。

用　　法　口服。每次服 10 ～ 20 毫升，每日 2 次。

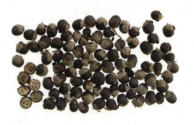

蔓荆子
消利头目

中耳炎

中耳炎，根据临床特点，分为急性和慢性中耳炎，按炎症发展的不同阶段，分为非化脓性和化脓性中耳炎两种。中医认为，中耳炎为肝胆湿热、邪气盛行所致。中医调理中耳炎，寻其病机根源，一方面要补益正气、驱除邪毒，另一方面则要活血行气、宣通脏腑，调理机体阴阳平衡，彻底解除致病隐患。

中耳炎患者禁止游泳，避免感冒，勿用力擤鼻涕。此外，预防中耳炎要保持外耳道的干燥清洁。洗头、洗澡时可在外耳道口堵上棉球，以防止污水进入中耳。

半夏消炎酒

燥湿，消肿

 浸泡24小时

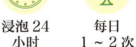 每日1～2次

 外用数滴

来　　源	《民间百病良方》
适应病症	急、慢性中耳炎等。
材　　料	生半夏50克、白酒150毫升。
制作方法	将药晒干、研成细粉，置容器中，加白酒，密封，浸泡24小时，取上清液，使用。
用　　法	外用。将患耳用生理盐水洗净，拭干，再滴入药酒数滴，每日1～2次。

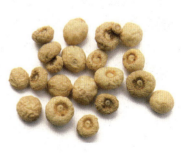

生半夏
消肿止痛

鼻炎

　　鼻炎是指鼻腔黏膜和黏膜下组织的炎症，一般分为急性、慢性、萎缩性、过敏性四型，表现为充血或水肿，患者经常会出现鼻塞、流清水涕、鼻痒、喉部不适、咳嗽等症状。中医认为，鼻炎多因脏腑功能失调，再加上外感风寒，邪气侵袭鼻窍而致。此病往往缠绵难愈，一则是正虚而邪恋，二则是外邪久客，化火灼津而痰浊阻塞鼻窍。因此，治疗鼻炎先需治本，重点是温补肺气、健脾益气、温补肾阳，如紫草酒、橘红酒、壶卢酒都有活络通窍之功效。

紫草酒

清解热毒，行气通窍

浸泡　　　点鼻孔各　　每日　　　外用
15 日　　　2～3 滴　　3～4 次

来　源	《生命时报》
适应病症	鼻炎。
材　料	紫草 15 克、60 度白酒 500 毫升。
制作方法	将紫草拣净杂质，置瓶内，加白酒，密封，浸泡 15 日后，开封启用。
用　法	外用滴鼻。点鼻孔各 2～3 滴，每日 3～4 次，7 日为 1 个疗程，隔 2 日行第二个疗程，治疗 2～3 个疗程。

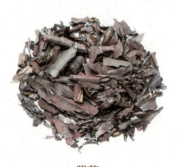

紫草
活血解毒

橘红酒

行气活络通窍

浸泡 1 个月

每次 20 毫升

每晚睡前服

来　源	《验方》
适应病症	气滞血瘀之慢性鼻炎。
材　料	橘红 30 克、白酒 500 毫升。
制作方法	橘红置容器中，加白酒，密封，浸泡 1 个月后即可。
用　法	口服。每晚睡前服 20 毫升。

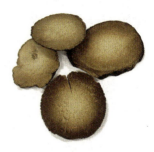

橘红
理气宽中

壶卢酒

祛邪通窍

浸泡
3 ~ 7 日

点鼻孔各
2 ~ 3 滴

每日滴 2 次

外用

来　源	《医部全录》
适应病症	鼻塞，眼花疼痛，头昏。
材　料	苦壶卢子 50 克、白酒 100 毫升。
制作方法	将药研细，置容器中，加白酒，密封，浸泡 3 ~ 7 日后，过滤，即成。
用　法	外用滴鼻。点鼻孔各 2 ~ 3 滴，每日滴 2 次。

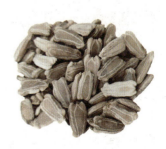

苦壶卢子
利水通窍

咽炎

咽炎，中医称为喉痹，是咽部黏膜及黏膜下组织的炎症，多伴上呼吸道感染而发病。根据病程的长短和病理改变性质的不同，咽炎可分为急性咽炎、慢性咽炎两类。中医认为，此病多为肺肾亏损、虚火上炎、风热毒邪从口鼻直袭咽部所致，牛蒡蝉蜕酒可清热解毒，利咽散结。

牛蒡蝉蜕酒

清热解毒，利咽散结

浸泡 5 ~ 7 日　每次 10 ~ 20 毫升　每日 2 次

来　源	《药酒汇编》
适应病症	咽喉肿痛，咳嗽，喉痒，吐痰不利，麻疹，风疹，疮痈肿痛。
材　料	牛蒡根 500 克、蝉蜕 30 克、黄酒 1.5 升。
制作方法	将牛蒡根切碎，与蝉蜕同置容器中，加黄酒，密封，浸泡 5 ~ 7 日后，过滤，即成。
用　法	口服。每次服 10 ~ 20 毫升，每日 2 次。
禁　忌	凡脾胃虚寒腹泻者忌服。

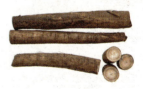

牛蒡根
清风热，消毒肿

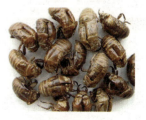

蝉蜕
疏风散热，利咽开音

牙痛

　　牙痛为牙齿疾病的常见症状，也是许多疾病的一种表现。中医根据病因，将牙痛分为三类：①风热牙痛，以牙龈红肿、受热痛增或见发热恶寒为主症；②胃火牙痛，以疼痛剧烈，牙龈红肿或渗脓，以及头痛、口臭、便秘为主症；③虚火牙痛，以牙龈微红肿及隐痛、齿动及腰酸、头晕等为主症。无论何种牙痛，都应及时找出原因，进行针对性治疗。

蜂房酒

祛风攻毒

含漱

来　　源	《民间百病良方》
适应病症	风热牙龈红、肿，痛连及头面，喉痹肿痛，舌质红、苔黄，脉浮数。
材　　料	蜂房 1 只、白酒适量。
制作方法	将药煅烧存性，研末备用。
用　　法	口服。每取药末 0.5 ～ 1 克，以白酒少许调和含漱，痛未止再含漱。

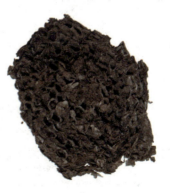
蜂房
杀菌消炎

195

郁李酒

消肿止痛

热漱冷吐

外用

来　源	《普济方》
适应病症	牙宣（齿龈肿痛，呼吸风冷则其痛愈甚，断槽肿赤）。
材　料	郁李根、细辛、花椒各 15 克，槐白皮、柳白皮各 30 克，白酒适量。
制作方法	将药共研细末，备用。每取药末 30 克，白酒 250 毫升，煎至一半，去渣，即成。
用　法	外用。热漱（取酒含漱）冷吐。

药材功效小档案

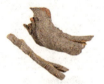

郁李根
利水消肿

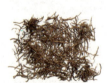

细辛
祛风止痛，通窍

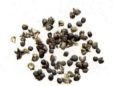

花椒
温中散寒

槐白皮
消肿止痛

柳白皮
祛风利湿

鸡蛋酒

滋阴，止痛

每次 1 剂　　每日 2 次

来　　源	《广西中医药》
适应病症	牙周炎，属实热证更宜（症见牙龈红肿、口气热臭、便秘尿黄、舌红苔黄等）。
材　　料	鸡蛋 1 枚、白酒 100 毫升。
制作方法	将白酒倒入瓷碗内，用火点燃，立即把鸡蛋打入酒中，不搅动，不放任何调料，待火熄蛋熟，晾冷后即可服用。
用　　法	口服。1 次服用，每日可服 2 次。

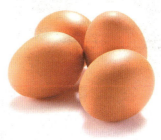

鸡蛋
清心降火

松香酒

芳香止痛

取适量外用

来　　源	《民间百病良方》
适应病症	牙痛不止。
材　　料	松香 50 克、白酒 250 毫升。
制作方法	将松香研成粉，入白酒调匀，稍候即成。
用　　法	外用。用棉球蘸药酒咬在牙痛处。

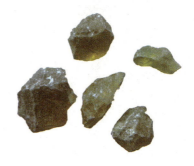

松香
排脓拔毒

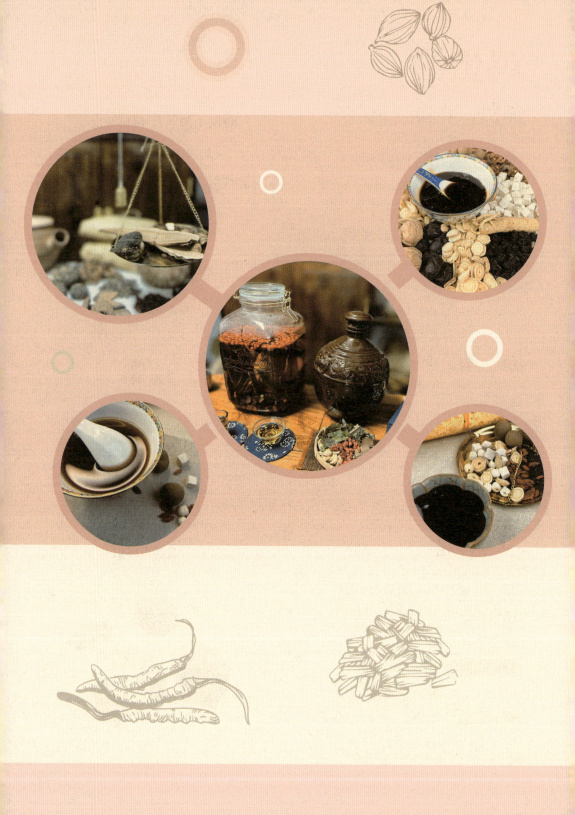

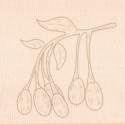

第七章

男科疾患祛病药酒

轻松搞定"男"言之隐

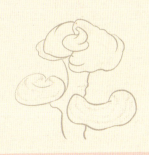
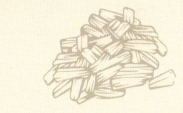

性欲减退

性欲减退是指成年已婚男性在比较长的时间内，持续出现对性生活明显缺乏兴趣，性欲望、性爱好及性幻想等性活动显著减少甚至消失的情况，也称性欲低下、性冷淡等。"肾为先天之本，主藏精，主性与生殖"，性欲减退的治疗要从补肾着手。肾阳虚弱最为常见，有怕冷喜暖、腰膝酸软、精神倦怠、小便清长等症状，可选补肾、补虚劳的药酒。常用药材有鹿茸、枸杞子、巴戟天、肉苁蓉等。

鹿茸酒

益精生髓，温补肾阳

浸泡 10 日　　每次 10 毫升　　每日 2 次

来　　源	《圣济总录》
适应病症	肾阳虚衰，精血不足，男子阳痿不举、早泄精冷，女子宫冷不孕、畏寒肢冷、神疲乏力，以及肾虚骨痿等。
材　　料	鹿茸片 15 克、白酒 500 毫升。
制作方法	将鹿茸片研成粗末，装纱布袋，扎口，置容器中，倒白酒，密封；浸泡 10 日后，启封，过滤，装瓶备用。药渣晾干，研细末。
用　　法	口服。每日 2 次，每次 10 毫升。药渣细末可用温酒送服，每日 1 次，每次 1 克。
禁　　忌	阴虚火旺者忌用。

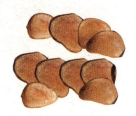

鹿茸片
壮肾阳，益精血

鹿茸山药酒

补肾壮阳

浸泡 7 日　每次 15 ～ 20　每日 3 次
　　　　　　毫升

来　　源　《古今图书集成》

适应病症　肾阳虚弱所致的性欲减退、阳痿、遗精、早泄、遗尿、久泻等，
　　　　　　再生障碍性贫血及其他贫血症患者亦宜服用。

材　　料　鹿茸 15 克、怀山药 60 克、白酒 1 升。

制作方法　将鹿茸、怀山药、白酒置于容器中，密封，浸泡 7 日。酒尽添酒，
　　　　　　味薄即止。

用　　法　口服。每次 15 ～ 20 毫升，每日 3 次。

禁　　忌　阴虚火旺者忌服。

药材功效小档案

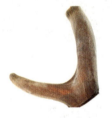

鹿茸
补肾壮阳，生精益血

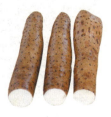

怀山药
益气养阴

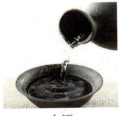

白酒
舒筋活血

阳痿

　　阳痿是指在有性欲要求时，阴茎不能勃起或勃起而不坚，或者虽然有勃起且有一定的硬度，但不能保持足够的性交时间，因而妨碍性交或不能完成性交。用药酒治疗本病，主要是命火不足，下元虚疲者。遗精、早泄以及女子宫冷不孕、性欲淡漠者，也可以服用此类药酒。中医治疗阳痿，通常采用滋补肝脾、补肾壮阳的原则，可对症选择具有补肾壮阳、益气养血功效的药酒，常用药材为杜仲、鹿茸、蛤蚧、人参、肉苁蓉等。

仙茅酒

温肾壮阳，祛寒除湿

浸泡7日　每次15～20　早、晚空腹服
　　　　　毫升

来　　源	《本草纲目》
适应病症	阳痿滑精，腰膝冷痛，男子精寒，女子宫冷不孕，老年遗尿，小便余沥等症。
材　　料	仙茅120克、酒500毫升。
制作方法	将仙茅九蒸九晒，放入器皿中，倒酒浸泡，密封，7日后开启，过滤，装瓶。
用　　法	口服。每次15～20毫升，每日早、晚各1次，空腹服用。
禁　　忌	阴虚火旺者忌服。

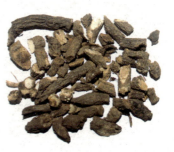

仙茅
温肾壮阳

健脾滋肾壮元酒

补肾壮阳，益气健脾

 浸泡 1 夜

 每次 25 ～ 30 毫升

 早、晚各 1 次

来　　源　《益寿方选》

适应病症　肾阳亏虚、脾胃虚弱引起的阳痿，遗精，腰膝酸软。

材　　料　杜仲 26 克，车前子 10 克，陈皮 14 克，山药 33 克，鹿茸 1 对，甜酒、白酒各 2.5 升。

制作方法　将药置容器中，加甜酒、白酒煮约 3 小时取出，以凉水泡一夜，即可取出酌饮。

用　　法　口服。每日早、晚各服 1 次，每次 25 ～ 30 毫升。

药材功效小档案

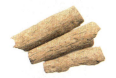

杜仲
补肝肾，强筋骨

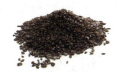

车前子
清热利尿，渗湿止泻

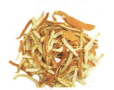

陈皮
燥湿化痰

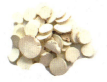

山药
健脾益气

鹿茸
补肾壮阳，生精益血

杞参麦杏酒

补肾固精，益气养阴

浸泡15日 每次10～15 每日2次
毫升

来　源	《百病中医药酒疗法》
适应病症	肾虚精亏，面色少华，容颜憔悴，肌肤粗糙，腰困体倦，阳痿不起，食欲缺乏，耳聋目昏，大便秘结。
材　料	枸杞子汁、生地黄汁各100毫升，麦冬汁60毫升，甜杏仁汁30毫升，人参20克，茯苓30克，白酒1升。
制作方法	人参、茯苓捣碎，与诸药混匀，置容器中，加白酒，每日振摇1～2次，密封浸泡15日，去渣留液。
用　法	口服。每日2次，每次10～15毫升。
禁　忌	忌食萝卜、莱菔子、生葱、大蒜、藜芦等。

药材功效小档案

枸杞子
滋补肝肾

生地黄
清热凉血

麦冬
养阴生津

甜杏仁
止咳润肺

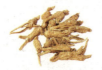

人参
补气养血

茯苓
健脾利湿

遗精

遗精是指以不因性生活而精液频繁遗泄为临床表现的病症。有梦而遗精者，称为梦遗；无梦而遗精，甚至清醒时精液自出者，称为滑精。本病的发病因素比较复杂，主要有房事不节，先天不足，用心过度，思欲不遂，饮食不节，湿热侵袭等。平时应注意调摄心神，排除杂念，以持心为先，同时应节制房事，戒除手淫。此症可选用具有强腰健肾、补肾壮阳、益血养精、收涩止遗功效的药酒，常用药材有海马、枸杞子、杜仲、核桃仁、当归、龙眼肉等。

海马酒

补肾壮阳

 浸泡 14 日　 每次 10 ~ 20 毫升　 每日临睡前饮

来　源	《食物疗法》
适应病症	肾阳亏虚之阳痿不举及肾关不固所致的遗精遗尿、虚喘、痈疮肿毒等症。
材　料	海马 2 只、白酒 500 毫升。
制作方法	将海马浸入白酒内，封固 14 日后，即可饮用。
用　法	口服。每日临睡前饮 10 ~ 20 毫升。
禁　忌	孕妇、阴虚火旺者禁用。

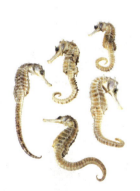

海马
补肾壮阳，调气活血

蛤蚧参茸酒

补气壮阳，益精养血

浸泡 15 日

每次 20 ~ 30 毫升

早、晚空腹各 1 次

来 源	《滋补药酒精粹》
适应病症	元气亏虚、血不养精引起的阳痿、梦遗滑精、神疲气短、腰膝冷痛，女子宫寒不孕等。
材 料	蛤蚧 1 对，人参、肉苁蓉各 30 克，巴戟天、桑螵蛸各 20 克，鹿茸 6 克，白酒 2 升。
制作方法	将药置容器中，用白酒浸泡，密封，置阴凉干燥处，经常摇动，半月后饮用。
用 法	口服。早、晚空腹各 1 次，每次 20 ~ 30 毫升，有胃病者改在饭后服。药酒饮完后，药渣爆干研细末，每日早、晚温开水送服 6 克。
禁 忌	阴虚火旺者忌服。不能饮酒或不宜饮酒者，可改汤剂。

药材功效小档案

蛤蚧
滋肾，益精助阳

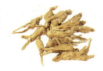

人参
补气养血

肉苁蓉
补肾阳，益精血

巴戟天
补肾助阳，祛风除湿

桑螵蛸
温肾补阳，固精缩尿

鹿茸
补肾壮阳，生精益血

宜男酒

补肾养肝，益精血

每次 10 ~ 20 毫升　早、晚空腹温服

来　　源　《同寿录》

适应病症　腰膝酸困，心神不安，精神萎靡，筋骨不舒，失眠健忘，面色不华，男子遗精等症。

材　　料　枸杞子、杜仲、核桃仁、当归、龙眼肉、茯神、川牛膝、葡萄干各 60 克，白酒 5 升。

制作方法　将药捣成粗末，白布袋盛之，置净坛中，入白酒浸泡；加盖，隔水加热约 40 分钟，待冷后密封；埋入土中，7 日后取出开启，去掉药袋，过滤装瓶备用。

用　　法　每日 2 次，每次 10 ~ 20 毫升，早、晚空腹温服。

禁　　忌　饮酒期间忌房事。

药材功效小档案

枸杞子
滋补肝肾

杜仲
补肝肾，强筋骨

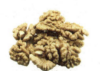

核桃仁
补肺肾，润肠通便

当归
养血柔肝

龙眼肉
补益心脾，养血安神

茯神
健脾和胃

川牛膝
活血祛瘀，强筋健骨

葡萄干
补肝肾，益气血

男性不育症

男性不育症与男子性功能异常疾病有关，除了少数男性为器质性病变外，多数属于功能性不育症。中医认为，男性不育症多由肾气亏虚、气血不足、湿热侵染、气血瘀滞和痰浊阻遏所致。肾藏精，主生殖，此病主要责之于肾气和精血的亏损，治疗以补肾填精为大法，临证又可见湿热、血瘀或痰浊等证候，应辨证求因，审因论治，分别施以清热利湿、活血化瘀、祛痰化浊等法。

固精酒

补肾益精，滋养阴血

每次 10 ~ 20 毫升

每日 2 次

来　源	《惠直堂经验方》
适应病症	肾中阴精亏虚，腰膝酸软，遗精、男性不育等。
材　料	枸杞子 120 克、当归 60 克、熟地黄 180 克、白酒 2 升。
制作方法	将当归、熟地黄切薄片，与枸杞子共放纱布袋内，扎口；袋置坛中，倒白酒，加盖用文火煮数百沸，取下候冷，密封；埋入土中，20 日后取出，去药袋，倒入瓶中，备用。
用　法	口服。每次 10 ~ 20 毫升，每日 2 次。

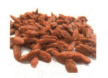
枸杞子

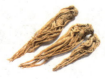
当归

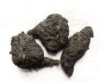
熟地黄

三子酒

补肾益精

浸泡 50 日

每次 20 或 30 毫升

每日 3 次

来　源	《河南中医》
适应病症	男性不育。
材　料	菟丝子 200 克，枸杞子、女贞子各 150 克，路路通 100 克，30 度~50 度米酒 2 升。
制作方法	将药置于容器中，加米酒，浸泡 50 日后即可饮用。
用　法	口服。每日早、中饭前服 20 毫升，晚上临睡前服 30 毫升，60 日为 1 个疗程。
禁　忌	第一个疗程 60 日内忌行房事。

药材功效小档案

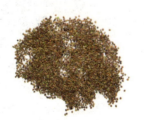

菟丝子
健脾，润肺，益肾

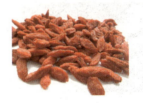

枸杞子
滋补肝肾

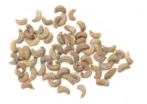

女贞子
滋补肝肾，明目乌发

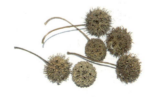

路路通
祛风通络，利水通经

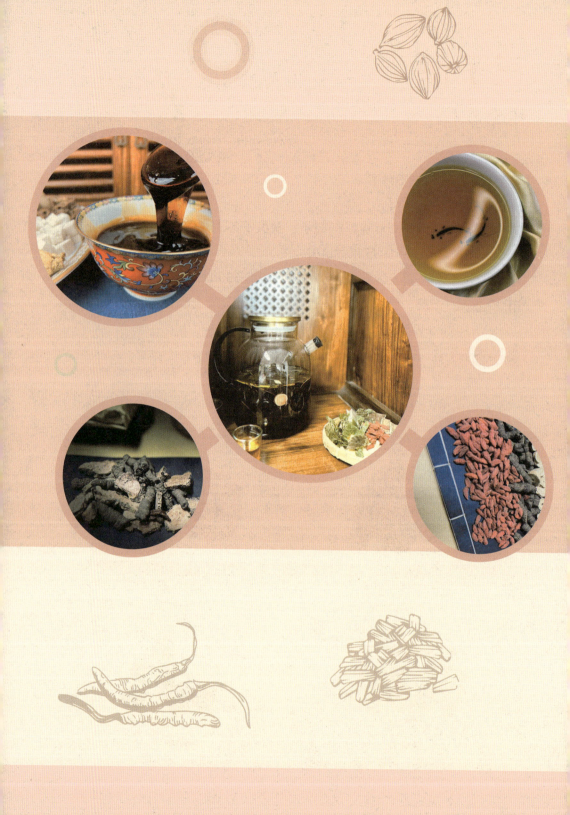

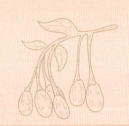
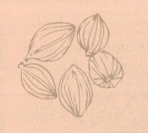

第八章

妇科疾患祛病药酒

月月轻松又舒心

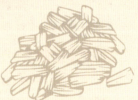
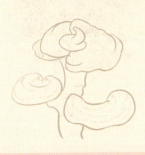

月经不调

月经不调是指月经的周期、颜色、经量、质地等发生异常的一种妇科常见疾病。临床表现为月经时间提前或延后、量或多或少、颜色或鲜红或淡红、经质或清稀或赤稠，并伴有头晕、心跳加快、心胸烦闷、容易发怒、夜晚睡眠不好、小腹胀满、腰酸腰痛、精神疲倦等症状。中医认为，月经不调是由血热、肾气亏虚、气血虚弱等原因所致。饮服相关药酒调节气血、滋养肝肾，对治疗有积极的作用。

月季花酒

活血祛瘀

温热黄酒调服

来　源	《常见病验方研究参考资料》
适应病症	月经量少，经来不畅，腹痛，有紫黑血块。
材　料	月季花 12 朵、黄酒适量。
制作方法	将月季花烘干，研细末，装瓶备用。
用　法	口服。用温热黄酒调，顿服。
禁　忌	脾胃虚寒者慎用。

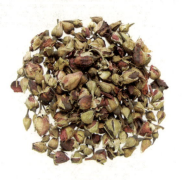

月季花
活血调经

芍药黄芪酒

益气固摄，养血调经

浸泡3日　每次20～30　每日3次
　　　　　毫升　　　饭前温服

来　　源	《验方新编》
适应病症	妇女月经过多，赤白带下。
材　　料	白芍、黄芪、生地黄各100克，艾叶（炒）30克，黄酒2升。
制作方法	将药碎成粗末，纱布袋盛之，置器中，加黄酒，封口，浸泡3日，开启，去药袋，过滤，即可。
用　　法	口服。每次20～30毫升，饭前温服，每日3次。

药材功效小档案

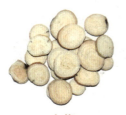

白芍

养血补血，养阴平肝

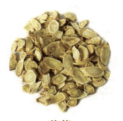

黄芪

温阳固卫

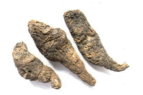

生地黄

清热凉血

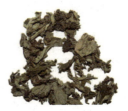

艾叶（炒）

温经止血，散寒止痛

补血益气酒

补气养血，调理冲任

浸泡 1 月　每次 20 毫升　早、晚饮用

来　　源	《经验良方》
适应病症	气血亏损，肢软无力，面色苍白，或萎黄不华，头晕目眩，舌淡，脉细，月经不调或月经过多，脐腹空痛等血虚症状。
材　　料	熟地黄、黄芪各 50 克，川芎、白芍各 30 克，白酒 1 升。
制作方法	药洗净，共研粗末，入纱布袋，扎口，入白酒内浸泡，1 个月后过滤，装瓶。
用　　法	口服。每日 2 次，每次 20 毫升，早、晚饮用。

药材功效小档案

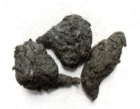

熟地黄
养血填精

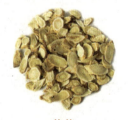

黄芪
温阳固卫

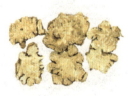

川芎
活血行气，祛风止痛

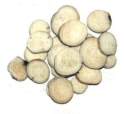

白芍
养血敛阴